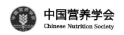
中国营养学会
Chinese Nutrition Society

U0391174

中国居民 （2016）
膳食指南 （科普版）

中国营养学会　编著

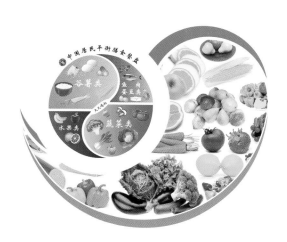

人民卫生出版社

图书在版编目（CIP）数据

中国居民膳食指南 2016：科普版 / 中国营养学会编著 .
—北京：人民卫生出版社，2016
ISBN 978-7-117-22469-7

Ⅰ. ①中… Ⅱ. ①中… Ⅲ. ①居民 – 膳食营养 – 中国 – 指南
Ⅳ. ①R151.4-62

中国版本图书馆 CIP 数据核字（2016）第 083918 号

人卫社官网	www.pmph.com	出版物查询，在线购书
人卫医学网	www.ipmph.com	医学考试辅导，医学数据库服务，医学教育资源，大众健康资讯

中国居民膳食指南（2016）（科普版）

编　　著：中国营养学会
出版发行：人民卫生出版社（中继线 010-59780011）
地　　址：北京市朝阳区潘家园南里 19 号
邮　　编：100021
E - mail: pmph @ pmph.com
购书热线：010-59787592　010-59787584　010-65264830
印　　刷：北京盛通印刷股份有限公司
经　　销：新华书店
开　　本：710×1000　1/16　　印张：9.5
字　　数：131 千字
版　　次：2016 年 5 月第 1 版　2017 年 2 月第 1 版第 7 次印刷
标准书号：ISBN 978-7-117-22469-7/R · 22470
定　　价：28.00 元
打击盗版举报电话: 010-59787491　E-mail: WQ @ pmph.com
（凡属印装质量问题请与本社市场营销中心联系退换）

中国居民平衡膳食宝塔（2016）

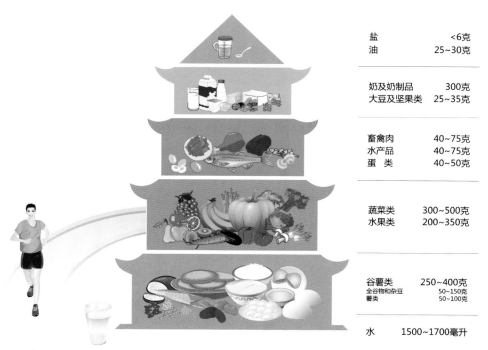

盐	<6克
油	25~30克
奶及奶制品	300克
大豆及坚果类	25~35克
畜禽肉	40~75克
水产品	40~75克
蛋 类	40~50克
蔬菜类	300~500克
水果类	200~350克
谷薯类	250~400克
全谷物和杂豆	50~150克
薯类	50~100克
水	1500~1700毫升

每天活动6000步

中国好营养微信公众号　中国营养学会官网
http://www.cnsoc.org

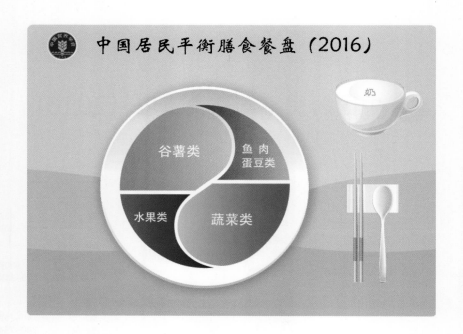

中国居民平衡膳食餐盘（2016）

谷薯类
鱼肉蛋豆类
水果类
蔬菜类
奶

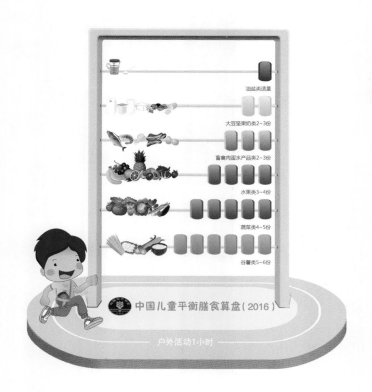

油盐类适量
大豆坚果奶类2~3份
畜禽肉蛋水产品类2~3份
水果类3~4份
蔬菜类4~5份
谷薯类5~6份

中国儿童平衡膳食算盘（2016）

户外活动1小时

《中国居民膳食指南（2016）》
修订专家委员会

一、指导委员会

王陇德　葛可佑　常继乐　张　辉　梁晓峰

二、修订专家委员会

主　任：杨月欣

副主任：杨晓光　孔灵芝　吴良有　翟凤英　程义勇　郭俊生
　　　　苏宜香

委　员：（按姓氏拼音排序）

蔡云清　常翠青　陈　雁　丁钢强　郭长江　郭红卫

韩军花　李　铎　马爱国　马冠生　施小明　孙长颢

孙建琴　孙君茂　陶茂萱　王　梅　王东阳　王培玉

严卫星　于　康　张　兵　张　丁

三、秘书组

组　长：王莉莉

副组长：王晓黎　张环美

成　员：杜松明　杨晶明　丁　昕　朱欣娅　李玉欣　牛睿嘉

序

营养在中国具有悠久的历史，《黄帝内经》中就已提出"五谷为养，五果为助，五畜为益，五菜为充"的饮食原则，在中国几千年的历史记载中不乏饮食养生的思想，从多方面论述保持饮食平衡、维护身体健康的方法。居民营养与慢性病状况是反映一个国家经济社会发展、卫生保健水平和人口健康素质的重要指标，关系到国家长期可持续发展的战略，也影响到国家的国际竞争力。

为适应居民营养健康的需要，提高居民健康意识，帮助居民合理选择食物，减少或预防慢性病的发生，我国于 1989 年首次发布了《我国居民膳食指南》，并于 1997 年和 2007 年对《中国居民膳食指南》进行了两次修订。为保证《中国居民膳食指南》的时效性和科学性，使其真正切合居民营养健康需求，2014 年起，国家卫生计生委委托中国营养学会组织专家根据我国居民膳食结构变化，历经两年多时间，修订完成《中国居民膳食指南（2016）》。

新的中国居民膳食指南是以科学证据为基础，从维护健康的角度，为我国居民提供食物营养和身体活动的指导，所述内容都是从理论研究到生活实践的科学共识，在指导、教育我国居民采用平衡膳食、改善营养状况及增强健康素质方面具有重要现实意义和历史意义。

近年来，随着社会经济发展，我国居民健康状况和营养水平不断改善，但《中国居民营养与慢性病状况报告（2015 年）》显示，与膳食营养相关的慢性病对我国居民健康的威胁日益凸显，尤其贫困地区营养不良的问题依然存在。《中国居民膳食指南（2016）》将通过帮助居民改善膳食结构，起到引导食物生产与消费、促进健康发展等重要作用。这是广大营养工作者的"营养梦",也是造福人民的"健康梦"。希望社会各界携手共进,希望广大营养工作者全力投入,为建设健康中国,全面建成小康社会,实现中华民族的伟大复兴奠定坚实的基础。

国家卫生计生委副主任
国家中医药管理局局长 王国强

2016 年 4 月

前　言

在"健康中国"成为国家战略的今天,《中国居民膳食指南(2016)》发布了。《中国居民膳食指南》是引导全民合理膳食、营养健康的指导性文件,是全民营养课的必修内容。

受国家卫生计生委委托,中国营养学会自 2014 年开始,组织开展了对《中国居民膳食指南(2007)》的修订。修订专家委员会依据营养科学原则和最新科学进展,分析了我国居民近期的膳食营养状况和健康问题,并广泛征求相关领域专家、政策研究者、食品行业协会、消费者的意见,最终形成了《中国居民膳食指南(2016)》。

《中国居民膳食指南(2016)》是近百名专家对我国营养和膳食问题所达成的核心意见和科学共识,为全体营养和健康教育工作者、健康传播者提供了最新、最权威的科学证据和参考资料。《中国居民膳食指南(2016)》共有 6 条核心推荐,适用于 2 岁以上的健康人群。每个推荐条目下设有提要、关键推荐、实践应用、科学依据和知识链接 5 个部分。这些内容均是根据 1997—2014 年膳食和营养的相关人群研究的系统综述和荟萃分析结果而来,是科学界的主流观点和共识。

在完成《中国居民膳食指南(2016)》的基础上,专家委员会遵循科学、通俗和实用的原则,提炼了与百姓密切相关的内容,形成了《中国居民膳食指南(2016)(科普版)》。科普版由开篇、核心推荐、如何实践平衡膳食和附录共四个部分组成,集中反映了《中国居民膳食指南(2016)》的核心思想,汇集和解答了日常生活中常遇到的问题,推荐了解决方案,着力解决百姓最关心的问题和膳食指导建议;而且列入了大量图表和食谱,使指南更具有可读性和实践性。

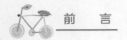 前　言

　　为更好地传播和实践膳食指南的主要内容和思想，新版本还修改了中国居民平衡膳食宝塔、增加了中国居民平衡膳食餐盘和儿童平衡膳食算盘，以突出可视性和可操作性。

　　该工作持续两年半的时间，得到了中国科协的项目资助和指导，特此感谢！相关出版物和宣传用途的资料如《中国居民膳食指南（2016）》、特殊人群膳食指南、视图、宣传用折页和挂图等资源，可以在 http：//dg.cnsoc.org/ 或"中国好营养"官微查询，读者在实践中遇到的任何营养相关问题也可咨询中国营养学会。

　　　　　　　　　中国营养学会
　　　　　　　　　《中国居民膳食指南（2016）》修订专家委员会
　　　　　　　　　2016 年 4 月

目　　录

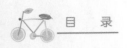

目　录

第三部分　如何实践平衡膳食

第四部分　附　　录

第一部分

开 篇

合理饮食是健康的基础，不仅可以满足我们每天生理需要的营养素，而且有利于自我健康管理和慢性病的预防。在社会发展进步和生活条件大为改善的今天，"吃好"还关系到儿童的良好生长发育、成年人的健康、老年人的长寿等。全国性统计数据结果显示，我国仍存在特殊人群的营养不良，由膳食不合理造成的肥胖、高血压、2型糖尿病等慢性疾病仍然高发；这些问题无论对个人还是社会，都造成了巨大的健康和经济负担。因此，如何"吃好"，不但是自我健康管理的核心内容，更是促进全民健康的基础。

《中国居民膳食指南（2016）》在以前版本基础上，紧密结合我国居民营养问题和最新营养科学进展修订而成。《中国居民膳食指南（2016）》以大众的营养需求和健康利益为根本，对各个年龄段的居民如何进行合理膳食、适量运动、保持健康体重，避免不平衡膳食带来的疾病具有普遍性的指导意义。

为了更好理解《中国居民膳食指南》，几个基本概念在这里描述如下：

一、什么是膳食指南

膳食指南（dietary guidelines，DG）是根据营养科学原则和当地百姓健康需要，结合当地食物生产供应情况及人群生活实践，由政府或权威机构研究并提出的食物选择和身体活动的指导意见。

膳食指南是健康教育和公共卫生政策的基础性文件，是国家实施和推动食物合理消费及改善人群健康目标的一个重要组成部分。

我国的膳食指南有着近30年的历史。1989年，中国营养学会首次发布了《我国居民膳食指南》，受到

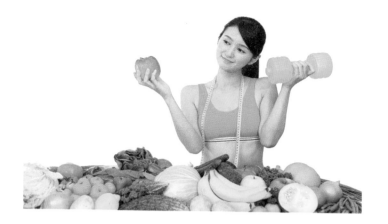

百姓的欢迎。随后在原卫生部的委托和指导下，分别于 1997 年和 2007 年进行修改和发布了第 2 版和第 3 版《中国居民膳食指南》，对促进个人和全民健康有着不可估量的作用。膳食指南有针对性的提出了改善营养状况的平衡膳食和适量运动的建议，给出了可操作性的实践方法；不但宣传了食物、营养和健康的科学知识，而且有利于提高居民的基本营养和健康素养；是引导居民加强自我健康管理、提高生活质量和促进健康水平的宝典。

二、什么是膳食模式

膳食模式就是平常说的膳食结构，膳食模式是指膳食（如一日三餐）中各类食物的种类、数量及其所占比例。

评价一个膳食模式是否合理，常常是通过调查一段时间内膳食中各类食物的量，以及所能提供的能量和营养素的数量，评价是否满足人体需要及健康状况来判断。

膳食模式的形成是一个长期的过程，受一个国家或地区人口、农业生产、食物流通、食品加工、饮食习惯、消费水平、文化传统、科学知识等多种因素的影响。

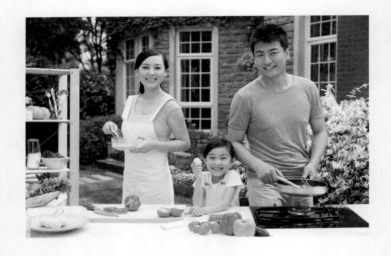

三、什么是平衡膳食

平衡膳食是指按照不同年龄、身体活动和能量的需要所设计的膳食模式，这个模式推荐的食物种类、数量和比例，能最大程度地满足不同年龄阶段、不同能量水平的健康人群的营养与健康需要。

平衡膳食是各国膳食指南的核心观点，"平衡"指人体对食物和营养素需要的平衡，指能量摄入和运动消耗的平衡。平衡膳食强调了日常饮食中食物种类和品种丰富多样，能量和营养素达到适宜水平，注意避免油、盐、糖的过量等多项内涵。

四、为什么要倡导平衡膳食的理念

近年来，我国居民物质和生活条件大为改善，营养不足现象得到了很大的缓解，但膳食结构仍然不够合理，由此导致的营养问题依然突出。据最新全国性营养和健康状况调查数据显示，我国居民营养相关问题主要有：①膳食结构不合理现象较为突出；②谷类食物摄入总量下降；③动物类食物尤其是畜肉摄入过多；④烹调油和食盐摄入水平居高不下；⑤饮酒率增加；⑥年轻人饮料消费增多导致添加糖摄入量明显增加；⑦居民身体活动水平呈现下降趋势。 调查数据还显示，我国居民超重肥胖问题严峻，学生超重肥胖持续增加；高血压、糖尿病等膳食相关的慢性疾病的患病率居高不下，低龄化趋势明显；另一方面，居民健康意识普遍不足，对预防个人和群体的慢性疾病的发生发展起到不良的作用。因此，在当前情况下倡导平衡膳食的理念更具现实意义。

合理营养是人体健康的物质基础，平衡膳食则是实现合理营养的根本途径。科学证据和实践已经证明，改善膳食结构、均衡饮食和增加运动量能促进个人健康、增强体质，减少慢性病的发生风险。中国营养学会膳食指南修订专家委员会，针对我国当前居民营养和健康状况提出的中国居民平衡膳食模式，将对改善我国居民营养与健康状况和保持社会的可持续发展起到重要作用。

五、《中国居民膳食指南（2016）》核心推荐有哪些

膳食指南修订专家委员会总结了最新食物与人群健康关系的科学证据，梳理了我国居民主要营养和健康问题，为改善大众营养、引导食物消费、促进全民健康，《中国居民膳食指南（2016）》中提出了六条核心推荐条目，即：

推荐一　食物多样，谷类为主

推荐二　吃动平衡，健康体重

推荐三　多吃蔬果、奶类、大豆

推荐四　适量吃鱼、禽、蛋、瘦肉

推荐五　少盐少油，控糖限酒

推荐六　杜绝浪费，兴新食尚

以上核心推荐适用于 2 岁以上健康人群，大家可以通过第二部分的学习，通过膳食宝塔、新增的膳食餐盘和膳食算盘的学习，帮助理解记忆。还希望通过膳食指南实践应用部分食谱制作内容，促进居民行动起来，把膳食指南核心推荐落实到日常生活中，并坚持下去，成功维持健康体重，享受美好生活。

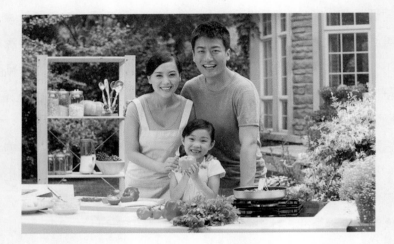

第二部分

中国居民膳食指南（2016）

推荐一　食物多样，谷类为主

 【提要】

　　食物多样是实现平衡膳食的基本途径。食物可分为五大类，包括谷薯类、蔬菜水果类、畜禽鱼蛋奶类、大豆坚果类和油脂类。不同食物中的营养素及其他有益膳食成分的种类和含量不同。除供 6 月龄内婴儿的母乳外，没有任何一种食物可以满足人体所需的全部营养素。因此，只有多种食物组成的膳食才能满足人体对各种营养素的需要。建议我国居民的膳食应做到食物多样，平均每天摄入至少 12 种、每周至少 25 种食物。

　　谷类食物是中国传统膳食的主食，是人体能量的最经济、最重要的来源。谷类也是 B 族维生素、矿物质和膳食纤维的重要食物来源。然而近 30 年来，我国居民膳食模式中谷类作为传统主食的地位发生了变迁，居民的谷类消费量逐年下降，动物性食物和油脂摄入量逐年增多，导致能量摄入过剩；谷类过度精加工导致 B 族维生素、矿物质和膳食纤维损失增多。这些都有可能增加心血管疾病、2 型糖尿病等慢性病的发病风险。坚持谷类为主，就是为了保持我国膳食的良好传统，避免高能量、高脂肪和低碳水化合物膳食对健康的不利影响。人们应保持每天适量的谷类食物摄入，尤其要注意增加全谷物摄入。

【关键推荐】

◎ 每天的膳食应包括谷薯类、蔬菜水果类、畜禽鱼蛋奶类、大豆坚果类等食物。

◎ 平均每天摄入 12 种以上食物，每周 25 种以上。

◎ 每天摄入谷薯类食物 250~400 克，其中全谷物和杂豆类 50~150 克，薯类 50~100 克。

◎ 食物多样、谷类为主是平衡膳食模式的重要特征。

 【解读】

 食物多样才能营养好

　　人类需要的营养素有 40 多种，如蛋白质、碳水化合物、脂肪、钙、铁、碘、锌、硒、维生素 A、维生素 B_1、维生素 B_2、维生素 C 等，这些营养素必须通过食物摄入来满足人体的需求。除了母乳可以满足 6 月龄以内的婴儿的营养需要外，没有一种食物含有人体所需要的所有营养素。

　　食物可以分为五大类：第一类为谷薯类，包括谷类（包含全谷物）、薯类和杂豆类；由于在食用习惯上杂豆类经常保持整粒状态，与全谷物概念相符，且常作为主食的材料，因此也放入此类。第二类为蔬菜和水果类；第三类为动物性食物，包括畜、禽、鱼、蛋、奶类；第四类为大豆类和坚果类；第五类为纯能量食物如烹调油等。

　　食物中含有多种营养成分，不同食物中营养成分的种类和数量又各不相同，人体对各种营养素的需要量也各不相同。因此，为了更好地满足营养和健康的需求，日常饮食中要摄入多种多样的食物，建议每天至少摄入 12 种以上食物，每周至少摄入 25 种以上食物。食物种类和主要营养素见表 2-1-1。

表 2-1-1　食物种类和主要营养素

食物种类	食物举例	主要营养素
谷薯类	谷类：稻米、小麦、小米 杂豆类：绿豆、赤豆 薯类：马铃薯、甘薯	碳水化合物、蛋白质、膳食纤维及 B 族维生素（全谷物营养价值更高）
蔬菜水果类	蔬菜：胡萝卜、菠菜、甜椒 水果：橙子、苹果、香蕉	膳食纤维、矿物质、维生素 C、β- 胡萝卜素以及有益健康的植物化学物质（深色蔬菜营养价值更高）
动物性食物	水产、禽、畜、蛋、奶	蛋白质、脂肪、矿物质、维生素
大豆类和坚果	大豆类：黄豆、青豆、黑豆 坚果类：花生、瓜子、核桃、杏仁	蛋白质、脂肪、矿物质、B 族维生素和维生素 E
纯能量食物	油、淀粉、食用糖	主要提供能量，其中动植物油还可提供维生素 E 和必需脂肪酸

2. 食物多样并不难

怎样才能做到食物多样呢？按照《指南》建议，平均每天不重复的食物种类数达到 12 种以上，每周达到 25 种以上，烹调油和调味品不计算在内。按照一日三餐食物种数的分配，早餐至少摄入 4~5 种，午餐摄入 5~6 种食物；晚餐 4~5 种食物；加上零食 1~2 种。表 2-1-2 是建议摄入的主要食物品类（种）数。

表 2-1-2　建议摄入的主要食物品种数 *

食物类别	平均每天种类数	每周至少品种数
谷类、薯类、杂豆类	3	5
蔬菜、水果类	4	10
禽、畜、鱼、蛋类	3	5
奶、大豆、坚果类	2	5
合计	12	25

* 不包括油和调味品

选择多种小份食物

　　小份量是实现食物多样化的关键，也就是每样食物吃少点，食物种类多一些。尤其是儿童用餐，小份量选择可以让孩子吃到更多品种的食物，营养素来源更丰富。全家人一起吃饭和集体用餐也是通过份量变小从而提升食物多样化的方法。

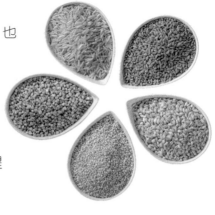

巧妙搭配避免单一

　　（1）有粗有细：主食应该注意增加全谷物和杂豆类食物，因为谷类加工精度越高，越会引起人体较高的血糖应答。烹调主食时，大米可与全谷物稻米（糙米）、杂粮（燕麦、小米、荞麦、玉米等）以及杂豆（红小豆、绿豆、芸豆、花豆等）搭配食用，传统的二米饭、豆饭、八宝粥、炒饭都是增加食物品种的好方法。

　　（2）有荤有素："荤"指动物性食物，"素"指植物性食物。动、植物性食物搭配烹调，可以在改善菜肴色、香、味的同时，增加食物品种，如什锦砂锅、乱炖等。

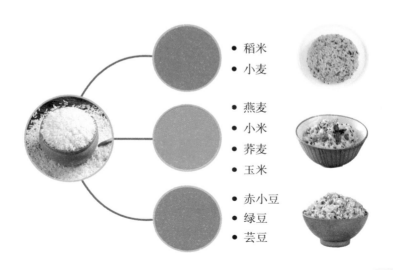

- 稻米
- 小麦

- 燕麦
- 小米
- 荞麦
- 玉米

- 赤小豆
- 绿豆
- 芸豆

（3）五颜六色：食物呈现的多彩颜色不仅能给人视觉上美的享受，更能刺激食欲。五颜六色来自不同的食物，如什锦蔬菜，可以满足食物种类多样化。

（4）避免单一：食物多样，同时要注意膳食结构合理性。一段时间内同类型的食物可以进行交换，避免每天食物品种单一，以促进食物多样性。

贴士：

豆类分为大豆类和其他粮用豆类。大豆类，根据种皮颜色分为黄豆、青豆、黑大豆、双色大豆和褐色大豆。其他粮用豆类分为蚕豆、豌豆、小豆、绿豆、芸豆、豇豆、饭豆、鹰嘴豆等。

表 2-1-3　同类食物互换表

谷类	稻米、小麦、小米、大麦、燕麦、荞麦、莜麦、玉米、高粱
杂豆	红豆、绿豆、花豆、芸豆、蚕豆、豌豆
薯类	马铃薯、红薯、芋头、山药
蔬菜	叶茎菜：油菜、菠菜、芹菜、荠菜、白菜 茄果类：茄子、青椒、西红柿、黄瓜 根菜类：白萝卜、胡萝卜 水生蔬菜：海带、慈姑、菱角、藕、茭白 菌藻类：蘑菇、木耳 鲜豆类：菜豆、豇豆、扁豆 葱蒜和其他类别：大蒜、洋葱、大葱、韭菜
水果	苹果、梨、桃子、西瓜、香蕉、菠萝、橙子、芦柑、橘子
畜禽肉	鸡、鸭、鹅、猪、牛、羊
水产品	鱼、虾、蟹、贝壳
奶制品	牛奶、羊奶及其制品，如奶粉、酸奶、奶酪、炼乳
蛋类	鸡蛋、鸭蛋、鹅蛋
豆制品	豆浆、豆腐、豆腐干
坚果类	花生、核桃、葵花籽、南瓜子、西瓜子、松子、扁桃仁、杏仁

3. 不吃主食就会减肥吗

我国居民习惯把谷类食物作为主食，谷类食物中碳水化合物一般占重量的 75%~80%，蛋白质含量是 8%~12%，脂肪含量 1% 左右，还含有矿物质、B 族维生素和膳食纤维。谷物为主的膳食模式，不仅可以提供充足的能量，保障碳水化合物供给能量达到膳食总能量的一半以上，还能够减少动物性食物和脂肪的摄入，降低心血管疾病和糖尿病等慢性病的发病风险。所以我们一日三餐都要摄入充足的谷类食物。

近年来，很多人认为吃富含碳水化合物的主食，会引起肥胖，所以不吃主食就会减肥。这是不正确的。

肥胖，不是吃主食的错

肥胖的真正原因是能量过剩，即能量摄入大于能量消耗。碳水化合物、蛋白质和脂肪这三类产能营养素中，每 1 克碳水化合物或蛋白质在人体内可产生约 4 千卡的能量，而每 1 克脂肪的能量高达 9 千卡。同等重量的脂肪提供的能量是碳水化合物的 2.2 倍，因此脂肪比碳水化合物更容易造成能量过剩。另外相对于碳水化合物和蛋白质，富含脂肪的食物口感好，刺激人的食欲，使人容易摄入更多的能量。

因为食物总量摄入多导致膳食总能量摄入过多，而减少主食量可以减少能量的摄入，因此在这种情况下减少主食的确会对体重控制有帮助。但是真正的罪魁祸首是能量摄入过多！在减少主

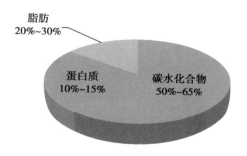

三大营养素占一天总能量比例

脂肪 20%~30%

蛋白质 10%~15%

碳水化合物 50%~65%

食控制能量的同时，也减去了膳食中谷类提供的维生素、矿物质的来源，这种营养素不均衡的膳食对健康不利，也对长期的体重控制不利。

　　控制体重的关键是能量平衡，以谷类为主的平衡膳食更能保证充足营养素的摄入，有助于体重的维持。

④ 让全谷物和杂豆走上你的餐桌

　　全谷物是指未经精细化加工或虽经碾磨（粉碎或压片等）处理仍保留了完整谷粒所具备的胚乳、谷胚、谷皮和糊粉层组分的谷物。我国传统饮食习惯中作为主食的稻米、小麦、大麦、燕麦、黑麦、黑米、玉米、裸麦、高粱、青稞、黄米、小米、粟米、荞麦、薏米等，如果加工得当均可作为全谷物的良好来源。

　　与精制谷物相比，全谷物含有谷物全部的天然营养成分，如膳食纤维、B族维生素和维生素E、矿物质、不饱和脂肪酸、植物甾醇，以及植酸和酚类等植物化学物。

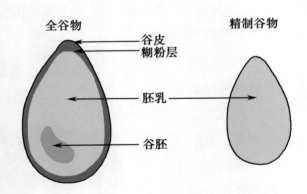

表 2-1-4　精细谷物与全谷物营养成分比较

（每 100 克可食部）

食物	蛋白质（克）	维生素 B₁（毫克）	维生素 B₂（毫克）	烟酸（毫克）	维生素 E（毫克）	铁（毫克）	锌（毫克）	膳食纤维(克)
精制大米	7.3	0.08	0.04	1.1	0.2	0.9	1.07	0.4
精制小麦	13.3	0.09	0.04	1.01	–	–	0.94	0.3
全麦	13.2	0.50	0.16	4.95	0.71	3.6	2.6	10.7
糙米	7.9	0.40	0.09	5.09	0.59	1.47	2.02	3.5
燕麦	16.8	0.76	0.14	0.96	–	4.72	3.97	10.6
荞麦	9.3	0.28	0.16	2.2	0.9	6.2	3.6	6.5
玉米	8.5	0.07	0.04	0.8	0.98	0.4	0.08	5.5
小米	9.0	0.33	0.1	1.5	0.3	5.1	1.87	1.6
高粱	10.4	0.29	0.1	1.6	1.8	6.3	1.64	4.3
青稞麦仁	8.1	0.34	0.11	6.7	0.72	40.7	2.38	1.8
黑麦	9.0	0.37	1.7	1.7	1.15	4.0	2.9	14.8

注："–"表示微或无

融入每日三餐主食中

餐餐有谷物，但每餐的主食不能仅吃精白米面，还需将全谷物融入一日三餐。小米、玉米、燕麦、全麦粉等都可以和精白米面搭配，如早餐吃小米粥、燕麦粥、八宝粥等，午餐或晚餐中可以在面粉中混合玉米粉、荞麦粉等，或者选用全麦粉做馒头、面条、烙饼，白米中放些糙米、燕麦、黑米、薏米等（适宜比例：全谷物 1/3）来烹制米饭。

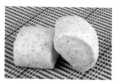
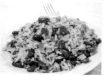
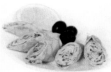
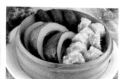

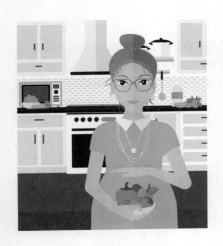

善用炊具巧烹调

由于全谷物入口感觉粗糙，长期吃精制细软的米、面者，食用全谷物初期会不适应，对此，可发挥厨房炊具的作用来消除入口粗糙感。例如采用电饭煲、高压锅烹煮八宝粥，采用电蒸锅蒸玉米棒、杂粮馒头、红薯，均可使其口感柔软。为了改善食物的感官性状，还可加入芝麻粉、葡萄干和大枣等，使全谷物食物更香、更美味。

5. 饭里有豆更营养

杂豆指除了大豆之外的红豆、绿豆、花豆、芸豆、豌豆、鹰嘴豆、蚕豆等。我国传统饮食习惯中，这些豆类可以整粒通过做粥、入馅等方法食用。杂豆的脂肪含量低，B族维生素含量比谷类高，富含钙、磷、铁、钾、镁等矿物质。杂豆富含赖氨酸，与谷类食物搭配食用，可以通过食物蛋白质互补作用，提高谷类营养价值。

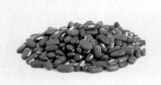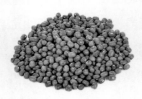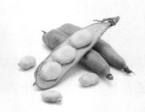

杂豆类是膳食的好搭档，既可以融入主食，也可以融入菜肴中。在丰富餐桌的同时，也为营养添砖加瓦。

（1）融入主食中：杂豆类可以与米面搭配做主食，让主食远离单调。例如大米里加一些红豆、绿豆做米饭、熬米粥，面粉里加一些杂豆粉后蒸馒头、烙饼、擀面条等。杂豆还可以做成豆馅，做豆沙包、豆沙春卷、八宝饭及各种糕点的馅料。

（2）融入菜肴中：有些杂豆食物，如芸豆、花豆、绿豆等，还可做成可口菜肴，如将芸豆、花豆、红豆煮松软后，混合番茄酱后可制成美味凉菜，绿豆或红豆发芽后可以做拌菜或炒菜。

6. 土豆也可做主食

常见的薯类有马铃薯（土豆）、甘薯（红薯、山芋）。目前，我国薯类作为主食和蔬菜都有食用。从能量来考虑，薯类的能量（80~100 千卡 /100 克）比蔬菜高 3~5 倍，与米饭能量（110~120 千卡 /100 克）更接近。

薯类是货真价实的低脂、高钾的食物，并且富含纤维素和果胶等，可促进肠道蠕动，预防便秘。薯类的维生素 C 含量与其他根茎类蔬菜类似，这是谷类食物中所没有的。红薯还是 β- 胡萝卜素的良好来源。

建议平均每天摄入 50~100 克薯类食物。

（1）主食化：马铃薯和红薯经蒸或煮后，可直接作为主食食用。也可以切块放入大米中经烹煮后同食。马铃薯粉、红薯粉及其制品如马铃薯面馒头、面条也是主食的良好选择。

> **贴士：**
>
> 在食用薯类时，要相应减少谷类的食用量。

（2）做菜肴：炒土豆丝、清炒淮山药都是美味家常菜肴。薯类还可以和其他蔬菜或肉类搭配烹饪，提升营养价值，比如土豆炖牛肉、山药炖排骨、山药炒三鲜等。

（3）做零食：比如生、熟红薯干，烤红薯、烤土豆等，但是不宜多吃油炸薯类食物。

7. 米面是否越精越好

精白米面是指加工精度高的稻米和小麦，出米率低，色白，口感好，

贴士:

- 烹调谷类食物不宜加碱，避免破坏 B 族维生素。
- 少吃油条、油饼、炸薯条、炸馒头等油炸谷薯类食物。
- 淘米不宜用力搓揉，淘洗次数不宜过多。

为很多人喜爱。但从营养价值来讲，大米和白面并非越白越好。因为加工精度越高，谷类中损失的营养素就越多，特别是 B 族维生素和矿物质。另外，谷类加工越精细则在摄入后血糖反应越高。同一种食物不同的烹调方法也影响血糖水平。比如蒸煮较烂的米饭，在餐后半小时到一小时内的血糖水平明显高于干米饭。因此对于要控制血糖的人群来说，不宜喝熬煮时间较长的精白米粥。

 ## 【对特殊人群的建议】

婴幼儿

- 6 月龄内的婴儿应坚持母乳喂养。6月龄以上的婴儿应首选强化铁的婴儿米粉为第一个添加的辅食。逐步建立谷物为主、食物多样的膳食模式。

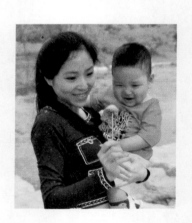

儿童青少年

- 培养平衡膳食的良好习惯，注意全谷物和杂豆摄入量。

孕妇乳母

- 注意粗细搭配中粗粮的添加，避免过多摄入精细米面而导致能量过剩。

老年人

- 注意谷类食物的烹饪方式，以细软容易咀嚼为主，如软饭、稠粥、细软的面食等。老年人消化能力减弱，因此粗粮吃多了会导致肠胃不适。

推荐二　吃动平衡，健康体重

【提要】

　　食物摄入量和身体活动量是保持能量平衡，维持健康体重的两个主要因素。如果吃的过多或运动不足，多余的能量就会在体内以脂肪的形式积存下来，体重增加，造成超重或肥胖；相反若吃的过少或动的过多，可由于能量摄入不足或能量消耗过多引起体重过低或消瘦。体重过高和过低都是不健康的表现，易患多种疾病，缩短寿命。成人健康体重的体质指数（BMI）应在 18.5~23.9 之间。

　　目前我国大多数居民身体活动不足或缺乏运动锻炼，而能量摄入相对过多，导致超重和肥胖的发生率逐年增加。超重或肥胖是许多疾病的独立危险因素，如 2 型糖尿病、冠心病、乳腺癌等。增加身体活动或运动不仅有助于保持健康体重，还能够降低全因死亡风险和冠心病、2 型糖尿病、结肠癌等慢性疾病的发生风险；同时也有助于调节心理平衡，有效消除压力，降低抑郁和焦虑等不良精神状态。

　　食不过量可以保证每天摄入的能量不超过人体的需要，运动可增加能量消耗。建议成人每天增加日常身体活动，多运动多获益，减少久坐时间，每小时起来

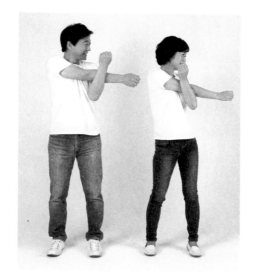

动一动。多动会吃，保持健康体重。

 【关键推荐】

◎ 各年龄段人群都应天天运动、保持健康体重。

◎ 食不过量，控制总能量摄入，保持能量平衡。

◎ 坚持日常身体活动，每周至少进行 5 天中等强度身体活动，累计 150 分钟以上；主动身体活动最好每天 6000 步。

◎ 减少久坐时间，每小时起来动一动。

 【解读】

 1. **吃动平衡，走向健康**

能量是人体维持新陈代谢、生长发育、从事体力活动等生命活动必需的基础。食物中的碳水化合物、蛋白质和脂类经体内氧化可以释放能量。人体能量摄入的多少与食物的摄入量和种类密切相关。人体的能量消耗用于基础代谢、食物热效应和身体活动。人体能量代谢的最佳状态是达到能量摄入与能量消耗的平衡。如果吃的过多或动的不足，多余的能量就会在体内以脂肪的形式积存下来，造成超重或肥胖；相反，若吃的过少或动的过多，可由于能量摄入不足或能量消耗过多引起体重过低或消瘦。

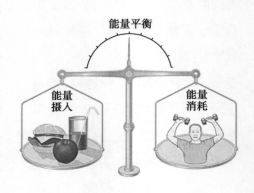

进食量和活动量的相对比例变化影响体重变化。"吃动平衡"就是在

健康饮食、规律运动的基础上，保证食物摄入量和身体活动量的相对平衡，使体重在一段时间之内维持在稳定水平，从而促进身体健康，降低疾病的发生风险。

"管住嘴，迈开腿"，二者同等重要，互为补充，缺一不可。

温馨提示："少吃不动"不是平衡，不是健康生活方式。

有人认为，如果自己少吃点就可以减少运动量甚至不运动，这样也可以算"吃动平衡"。这是一个错误的认识。食物是机体需要的营养物质的载体，"不吃"带来的问题是膳食营养素摄入不足，从而增加营养不良的风险；身体活动是增强体质最有效的手段，"不动"带来的后果是影响人体的生长发育，减弱机体抗病能力，并降低机体对环境的适应能力。

所以千万不要把"不吃不动"作为自己懒惰的借口，单单维持体重不变，而忽略健康的生活方式是极不可取的。

贴士：

　　体重变化是判断一段时期内能量平衡与否的最简便易行的指标。每个人可根据自身体重的变化情况适当调整食物的摄入量和身体运动量。如果发现体重持续增加和减轻，就应引起重视。

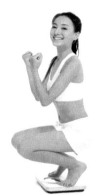

2. 健康体重是多少

　　我们可以用体质指数（BMI）来衡量自己的体重是否健康，它的计算方法是用体重（千克）除以身高（米）的平方，例如：身高 1.60 米，体重 60 千克的，BMI 的计算如下：$60 \div (1.6 \times 1.6) = 23.4$，即 BMI 是 23.4，体重正常。

表 2-2-1 成人体重判定

分类	BMI
肥胖	BMI≥28.0
超重	24.0≤BMI<28.0
体重正常	18.5≤BMI<24.0
体重过低	BMI<18.5

来源：WS/T 428—2013 成人体重判定

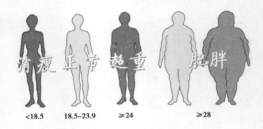

健康成年人的 BMI 应在 18.5~23.9 之间（表 2-2-1）。肥胖不但影响身材，更是健康的隐患。

65 岁以上老年人的体重和 BMI 应该略高，另外对于运动员等体内肌肉比例高的人，上述 BMI 评价范围不适用。

如何保持体重的恒定？

保持正常体重是健康的基础，要平衡"吃"和"动"的关系，在满足营养需求的基础上适当运动，增强身体功能，保持健康的生活方式，就可以为健康助力。那么如何让体重维持在正常范围呢？

• 在家里准备一台电子秤（体重秤）。养成定期称重的习惯。

• 时常核查自己的 BMI，以了解自己的体重在什么范围。

温馨提示： 任何年龄都应该把保持健康体重当做重要健康目标。

• 按照平衡膳食的模式准备自己和家人的食物，做到科学饮食。

• 注意膳食能量，食不过量。

• 养成坚持运动的好习惯，在循序渐进中改善你的健康。

• 保持良好的作息和生活方式。

• 多和你的家人及朋友分享你的健康心得，培养良好的心态，积极投入到生活和工作中。

按照你的身高和体重，看看你的 BMI 在正常范围吗？

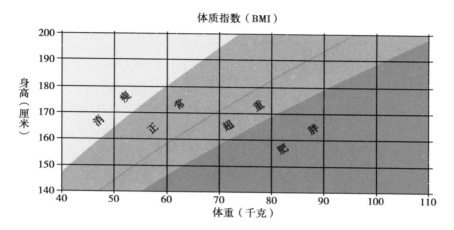

体重过重怎么办？

对于肥胖的人，减肥不但是减重，更重要的是减少脂肪，运动可以帮助保持瘦体重、减少身体脂肪。禁食的方法常常以丢失水分和肌肉为代价，并不能维持长久；不吃谷物的高蛋白饮食，只能是暂时性的减肥计划，长期食用高蛋白饮食对健康十分不利。减重计划应根据个人健康、性别、体重、活动状况而不同，并且仍应继续遵循膳食指南指导，保持蛋白质、脂肪和碳水化合物的比例平衡。

体重过轻怎么办？

排除疾病因素，正常的人体重过轻，一般有两种情况，一种是身体脂肪含量和瘦体重都偏轻，另一种情况是脂肪含量正常，但是瘦体重偏轻，

贴士：

减脂减重小窍门

- 要严格控制油脂和添加糖的摄入，适量控制精白米面和肉类，保证蔬菜水果和牛奶的摄入充足。
- 建议能量摄入一般每天减少 1256~2093 千焦（300~500 千卡），每周减重 1kg 左右。
- 每天中等强度有氧运动 60~90 分钟，每周 5~7 天。
- 每 2 天进行一次抗阻肌肉力量训练，每次 10~20 分钟。

这种情况发生在女性身上尤为突出。如果平时没有锻炼习惯的人，建议首先逐步地运动起来，然后特别注意加强力量练习，以全身的大肌肉群的练习为主。同时注意蛋白质的摄入，以促进肌肉的增长。

- 每天走步或慢跑至少 30 分钟，每周至少 5 天。
- 保证蛋白质的充足，吃足够的瘦肉或鱼、禽肉。
- 每周增加一些运动量，循序渐进。
- 保证膳食能量和营养充足和平衡。

3. 肥胖也是病

根据世界卫生组织的定义，健康不仅仅指不生病，而应当是身体、心理、社会适应和道德品质的全面良好状态。因此不良生活方式引起的体重过高和肥胖都是不健康的表现。

肥胖本身就是一种慢性病，而且是多种常见慢性病的危险因素。肥胖的人发生慢性病的危险性大大增加，如心脑血管疾病、肿瘤和糖尿病，都

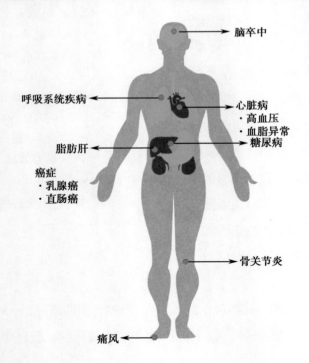

和超重肥胖有很大关系。除此之外，由于肥胖患者体重过重、脂肪堆积较多，更容易受骨关节疾病、脂肪肝、胆石症、痛风、阻塞性睡眠呼吸暂停综合征、内分泌紊乱等多种疾病的困扰。

"苹果形"和"梨形"肥胖

根据脂肪在身体不同部位的分布情况，肥胖可以分为"苹果形"和"梨形"两种。"苹果形"肥胖者的脂肪主要沉积在腹部的皮下以及腹腔内，细胳膊细腿大肚子，又称腹部型肥胖、向心性型肥胖。"梨形"肥胖者的脂肪主要沉积在臀部以及大腿部，上半身不胖而下半身胖。

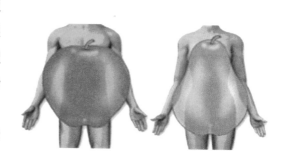

由于"苹果形"肥胖者的脂肪包围在心脏、肝脏、胰脏等重要器官周围，所以患冠心病、脂肪肝和糖尿病的危险性要比"梨形"肥胖者大得多。但"梨形"肥胖与非肥胖者相比，仍然存在着相当严重的危害。

所以，无论是"苹果形"，还是"梨形"，都不如不胖好。

4. 要做到"食不过量"

食不过量是指每天摄入的各种食物所提供的能量不超过人体所需要的能量。人体的进食量通常受食欲控制，而食欲又受到遗传、胎儿和幼年期营养供给、生理需要、食物成分、烹调加工和包装形式、身体活动水平和心理状态等多种因素的影响。正常生理状态下，食欲可以有效地控制进食量，保持健康的体重，此时的食不过量就是吃饱而不吃撑。但是由于种种原因有些人不能有效的控制进食量，满足其食欲的进食量往往要超过实际需要。造成过多的能量摄入，引起体重过度增加。在这种情况下，食不过量就意味着适当限制进食量。

"食不过量"的小窍门

（1）少吃高油高糖的食物：学会看食品标签上的"营养成分表"，了解食品的能量值，少选择高脂肪、高糖含量的高能量食品。

（2）减少在外就餐：在外就餐或聚餐时，用餐时间长、菜品多，会不自觉增加食物的摄入量，导致进食过量。

（3）定时定量进餐：按时吃饭，细嚼慢咽，不要吃得太快，以免无意中摄入过多食物。

（4）分餐制：不论在家或在外就餐，都提倡分餐制。使用公勺公筷，盛到自己的盘中，这样可以方便计量食物的份量，避免吃得太多。

（5）每顿少吃一两口：体重的增加或减少不会因为短时间的一两口饭而有大的变化，但日积月累，从量变到质变，就可影响到体重的增减。如果能坚持每顿少吃一两口，可以有效预防能量摄入过多引起的超重和肥胖。对于容易发胖的人，强调适当限制进食量，不要完全吃饱，更不能吃撑，最好在感觉还欠几口的时候就放下筷子。

> **贴士：**
>
> **胖子是一口一口吃出来的**
>
> 　　研究发现，每天增加摄入5克烹调油，或每天多吃2~3个饺子（25克），累计一年可以增加体重1千克。因此预防不健康的体重要从控制日常的饮食做起，从少吃"一两口"做起，每天减少一点能量摄入，长期坚持才有可能控制体重增加。

5. 每天6000步，快步走向健康

快步走是最简单最优良的身体活动，老少皆宜。

快步走适合所有人，而且提供多种保健益处。建议您穿上一双适合步行的鞋子和舒服的服装，准备一瓶白开水，无需其他特殊装备，就可以开始快步走了！

建议成人的主动身体活动量平均每天6000步。如果您坚持有规律的步行，一段时间后，您一定得到意想不到的愉快和健康，提升耐力和体能，

舒缓压力改善睡眠，增加健康信心。

（1）每天快步行走 6000 步，相当于瑜伽 40 分钟；太极拳 60 分钟；快走或慢跑 40 分钟；骑车 40 分钟；游泳 30 分钟以及打网球 30 分钟。

（2）每天中等强度身体活动至少半小时，每周累计 150 分钟以上。

将运动列入每天的时间表，培养运动意识和习惯，有计划安排运动，循序渐进，逐渐增加运动量，达到每天建议量，寻找和培养自己有兴趣的运动方式，并多样结合，持之以恒，把天天运动变为习惯。

身体活动量是个体活动强度、频度、每次活动的持续时间以及该活动的计划历时长度（通常为 1 天和 1 周）的综合度量。身体活动量是决定健康效益的关键。

身体活动是指日常生活、工作、出行和体育锻炼等各种消耗体力的活动。身体活动时，肌肉收缩，能量消耗增加。因此，身体活动对健康是有益的。走路、骑自行车、打球、跳舞、上下楼梯等都是身体活动，同样像做饭、洗衣服、擦窗户、拖地板等家务劳动也是身体活动。1000 步相当于骑车、跳绳等活动时间如下图。

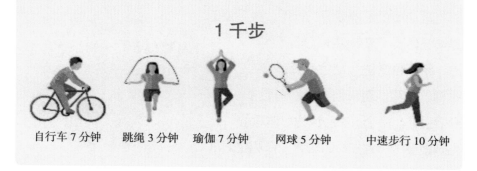

1 千步

自行车 7 分钟　　跳绳 3 分钟　　瑜伽 7 分钟　　网球 5 分钟　　中速步行 10 分钟

6000 步目标如何达到？

（1）持之以恒的运动，一方面需要培养兴趣点，而且设立目标、逐步达到。

（2）平常体力活动很少的人，可以先每天进行 15~20 分钟的活动。选择使您感觉轻松或有点用力的强度，以及习惯或方便的活动，如步行、

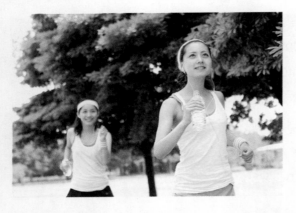

骑自行车等。给自己足够的时间适应活动量的变化，再逐渐增加活动强度和时间。

（3）一段时间后，同样的用力可以走得更快，说明您的体质在增强，适合您运动的强度也应增加。这时可以有一个更高的目标，选择一个更长的时间和高的强度，您的健康会因此受益更多。

（4）如果有一天您感觉到日常习惯的活动更吃力时，可能是身体的一时不适，也可能预示身体内某种潜在疾患的发作，请勿勉强坚持，可以减慢速度或停止运动。如果这种不适持续，甚或有加重的趋势，应及时就医。

运动成为习惯好处多！

运动不仅仅是减肥的作用，更重要的是增强体质，改善健康状况。

不同形式的运动会使身体产生不同的反应，有氧耐力运动有更多健康益处。每个人都应该把身体活动当做重要的日常指标，融入工作和生活。运动对健康的益处简单列举如下：

> **温馨提示：**如果有冠心病、糖尿病、骨关节病等，或者年龄超过 80 岁，应咨询营养师或医生相关注意事宜。

- 增进心肺功能。
- 降低血脂、血压和血糖水平。
- 提高代谢率，增加胰岛素的敏感性，改善内分泌系统的调节。
- 提高骨密度、预防骨质疏松症。
- 保持或增加瘦体重，减少体内脂肪蓄积，控制体重。

- 调节心理平衡，减轻压力，缓解焦虑、改善睡眠。

- 改善脑功能，延缓老年认知功能下降也有帮助。

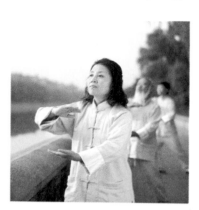

- 肌肉力量的训练则对骨骼、关节和肌肉的强壮作用更大，有助于延缓身体运动功能的衰退。

- 降低肥胖、心血管疾病、2 型糖尿病等慢性病的风险。

把身体活动融入日常工作和生活，您可以：

- 利用上下班时间

充分利用外出、工作间隙、家务劳动和闲暇时间，尽可能地增加"动"的机会；采取尽可能的方式，减少出行开车、坐车、久坐等。增加走路、骑自行车、登楼梯的机会。把身体活动融入到工作和生活中，如坐公交车，提前一站下车；如每周主动少驾车，骑车上班或走路上班。

- 不久坐

办公室工作过程中，能站不坐，多活动。如站着打电话、能走过去办事不打电话、少乘电梯多爬楼梯等。每小时起来活动一下，做做伸展运动或健身操。在家里尽量减少电视、手机和其他屏幕时间。

- 充分利用休闲时间

休闲时间多进行散步、骑车、逛街、打球、踢毽等活动。

- 集体活动增加兴趣

不放弃单位和朋友组织的游玩和劳动类活动，多参加公园和俱乐部的活动，培养兴趣坚持长久。

温馨提示：运动的好处多，把身体活动融入到日常生活和工作中，更容易达到目标。

6. 运动也要多样化

不同的运动形式，锻炼的效果也不尽相同。运动和食物选择一样，也要多样化。

（1）有氧运动如慢跑可以提高人体心肺耐力，也可以有效减少机体脂肪堆积。

（2）抗阻运动如哑铃、水瓶、沙袋、弹力带和健身器械等可以延缓运动功能丢失、增加瘦体重、强壮骨骼和关节和肌肉，预防心血管疾病。

（3）柔韧性运动如太极拳、瑜伽、舞蹈等轻柔、伸展的运动形式等。

不同的运动，强度不同，消耗的能量也不同。如何能够简单地知道自己该如何运动才能消耗掉吃掉的热量呢，下面把一个实用的表格交给你：

运动项目	消耗的能量 （60千克的人运动30分钟计算）
排球	105千卡
散步（每小时5千米）	105千卡
自行车	120千卡
羽毛球	135千卡
健身操	150千卡
篮球	180千卡
跑步（每小时8千米）	240千卡
游泳	240千卡

合理运动小窍门

（1）有规律的运动。有规律的有氧运动可有效地增强心肺耐力，控制体重，防治高血压、高血糖和高血脂。

（2）活动时间可以累计，但每次持续时间应不少于 10 分钟；运动频率至多隔一天，最好天天运动。

（3）抗阻运动，抗阻练习每周 2~3 次。可以增大肌肉，增加或维持肌肉力量；预防和控制心脏病和 2 型糖尿病；改善姿势、移动能力和平衡能力；预防摔倒，维持独立行为能力，提高生活质量。

（4）柔韧性练习随时做。增加关节活动度，放松肌肉，防止肌肉劳损，消除肌肉疲劳，预防肌肉损伤，提高运动的效率。

下面的运动方案供您选择

方案一	周一至周五，每天快走至少 40 分钟（可利用每天上下班时间，往返各走 20 分钟；也可以利用早上或傍晚或晚上一次持续快走 40 分钟），周六打羽毛球 30 分钟。
方案二	周一、周四快走 40 分钟，周二、周五广场舞 30~40 分钟，周末打乒乓球 60 分钟。
方案三	隔天慢跑 30 分钟，周末游泳 50 分钟。可分多次进行，每次不少于 10 分钟。
方案四	快走 30 分钟和慢跑 15 分钟，隔天交替进行，周末骑自行车 40 分钟。
方案五	快走或羽毛球、网球、乒乓球，30 分钟 / 天，慢跑 15~20 分钟 / 天，交替进行，周末爬山 1 次（50 分钟）。

贴士：

规律运动，寻找适合自己的方法

　　动则有益：身体活动消耗能量，是维持体重的重要方面，不论是工作、交通出行和健身锻炼中的各种活动，还是爬几层楼梯、走十分钟路，累计起来就对健康有益。

　　贵在坚持：保持健康体质是一个长期的过程，运动锻炼也要保持一定的频率才能增强体质、增进健康；养成多活动、勤锻炼的习惯，才能收到健康的益处。

　　多动更好：适度多活动使你的健康得到更多的保护，多种慢性病的患病风险会进一步降低。

　　适度量力：个人体质不同，同样的速度有人吃力、有人嫌慢；找到自己的活动强度和活动量，锻炼会更安全有效。

贴士：

快步走老少皆宜

- 快步走是一种优良的身体活动。
- 快步走是指中等强度的步伐速度，您应感觉到呼吸速度和心跳明显加快，如同匆匆忙忙赶公交车一样。
- 30~50岁身体健康的成年人：女性一般在 4.5~6.5 千米 / 小时，男性一般在 6.0~7.0 千米 / 小时。
- 60~70岁以上的老年人：女性一般在 2.5~4.5 千米 / 小时，男性一般在 3.5~6.0 千米 / 小时。

大家快寻找适合自己的步伐吧！

7. 快乐运动，避免损伤

　　不同的人，适宜的运动也不尽相同。每个人都可以从自己的兴趣出发，寻找适合自己的运动，并能长期坚持。为了避免运动中可能发生的风险，应该学会科学运动。

- 每次运动前应先做些准备活动，运动开始应逐渐增加用力。

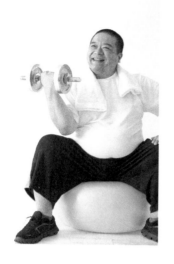

- 根据天气和身体情况调整当天的运动量。
- 运动后不要立即停止活动，应逐渐放松。
- 日照强烈出汗多时适当补充水和盐。
- 步行、跑步应选择安全平整的道路，穿合适的鞋袜。
- 肌肉力量锻炼避免阻力负荷过重，应隔天进行。
- 运动中出现持续加重的不适感觉，应停止运动，及时就医。

- 老年人应该寻找适合自己的活动方式，通过有针对性的身体锻炼，注意了安全，也可以有效、显著地降低跌倒的风险，如：动态及静态的平衡练习、核心力量练习、下肢力量练习、柔韧性练习、协调练习等。太极拳锻炼被证明是一种有效的、显著降低跌倒风险的运动。

8 不能成为"久坐族"

除了睡觉外的长时间坐着或者躺着都称为久坐，久坐仅消耗较少的能量。在学习或工作、出行或休闲时，都可能会存在久坐行为。如：躺着或坐着看电视、玩电子游戏；驾驶汽车或乘车旅行；坐着或者躺着看书、写字、用电脑工作等。

现代生活方式很容易造成久坐，因此产生了许多"久坐族"。久坐族通常会维持坐姿长达 4 个小时以上，长此以往对身体健康造成极大危害。

工作时每小时起来动一次，每次活动至少几分钟，这些小小的改变可

> **温馨提示：**久坐不动，能量消耗减少，会使身体的脂肪堆积，同时会增加很多种疾病的患病风险。久坐增加全因死亡风险。

以大大降低你的慢病风险。

 【对特殊人群的建议】

儿童青少年

- 从小注意保持健康体重。

- 应增加户外活动，每天至少 60 分钟。

- 培养运动习惯和爱好，如自行车、慢跑、跳绳、仰卧起坐、柔韧训练、游泳等。

孕妇

- 适当活动有益于维持体重增加在适宜范围，也有利于自然分娩。可以选择走步和其他运动强度较低的方式，避免发生危险。

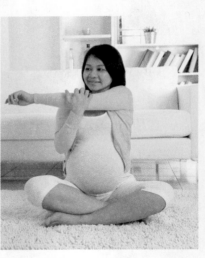

- 保持体重适宜增长，宝宝更健康。

老年人

- 应选择适合自己的运动，增强柔韧性和平衡运动，如太极拳和太极剑、瑜伽、舞蹈等。

- 结伴步行或运动，享受乐趣。

- 不要尝试过于激烈的运动如快跑等。

- 老年人应时常监测体重变化，使体重保持在适宜的稳定水平。

推荐三　多吃蔬果、奶类、大豆

 【提要】

　　新鲜蔬菜水果、奶类和大豆及制品是平衡膳食的重要组成部分，坚果是膳食的有益补充。

　　蔬菜水果含水分较多，能量低，是维生素、矿物质、膳食纤维和植物化学物的重要来源。富含蔬菜水果的膳食摄入不仅能降低脑中风和冠心病的风险以及心血管疾病的死亡风险，还可以降低胃肠道癌症的发生风险。

　　奶类营养成分齐全，组成比例适宜，容易消化吸收。奶类富含钙，是优质蛋白质和 B 族维生素的良好来源。适量增加奶类摄入有利于儿童少年生长发育，促进成人骨健康。

　　大豆富含优质蛋白质、必需脂肪酸、维生素 E，并含有大豆异黄酮、植物固醇等多种植物化学物。多吃大豆及制品可以降低乳腺癌和骨质疏松症的发病风险。坚果富含脂类和多不饱和脂肪酸、蛋白质，适量食用有助于预防心血管疾病。

　　目前，我国居民蔬菜摄入量逐渐下降，水果、大豆、奶类摄入量仍处于较低水平。基于其营养价值和健康意义，建议增加蔬菜水果、奶和大豆及其制品的摄入。

【关键推荐】

◎ 蔬菜水果是平衡膳食的重要组成部分，奶类富含钙，大豆富含优质蛋白质。

◎ 餐餐有蔬菜，保证每天摄入 300~500 克蔬菜，深色蔬菜应占 1/2。

◎ 天天吃水果，保证每天摄入 200~350 克新鲜水果，果汁不能代替鲜果。

◎ 吃各种各样的奶制品，相当于每天液态奶 300 克。

◎ 经常吃豆制品，适量吃坚果。

【解读】

 1. 新鲜蔬菜样样好

　　新鲜蔬菜是营养宝库，富含维生素、矿物质、膳食纤维（纤维素、半纤维素、果胶等）和植物化学物；蔬菜是 β- 胡萝卜素、维生素 C、叶酸、钙、镁、钾的良好来源。蔬菜的水分较多，新鲜蔬菜一般含水量为 65%~95%，能量低，一般每 100 克都低于 30 千卡。

　　蔬菜的种类很多，每类蔬菜各有其营养特点。嫩茎、叶、花菜类蔬菜（如油菜、菠菜、西蓝花）富含 β- 胡萝卜素、维生素 C、叶酸、矿物质。一般深色蔬菜中的 β- 胡萝卜素、维生素 B$_2$ 和维生素 C 含量均较高，而且含有更多的植物化学物。受光合作用影响，叶类蔬菜的维生素含量一般高于根茎部和瓜菜类。十字花科蔬菜（如甘蓝、菜花、卷心菜等）富含植物化学物如异硫氰酸盐，菌藻类（如口蘑、香菇、木耳、紫菜等）含有蛋白质、多糖、β- 胡萝卜素、铁、锌和硒等矿物质，海产菌藻类（如紫菜、海带）中还富含碘。

　　研究表明，增加蔬菜摄入可降低心血管疾病的发病风险。在我国上海对 13.48 万中老年居民的研究中发现，当蔬菜摄入量男性从 144 克／天增加 583 克／天，女性从 124 克／天增加到 506 克／天时，心血管疾病死亡风险分别降低 36％ 和 16％。在不同种类的蔬菜中，深色叶菜、十字花科蔬菜的作用最为显著。

贴士：

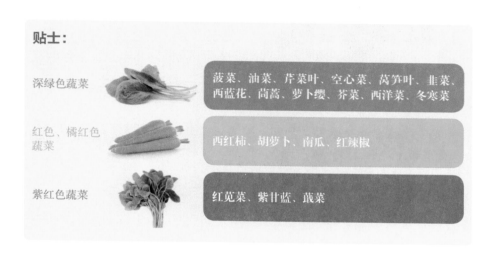

深绿色蔬菜	菠菜、油菜、芹菜叶、空心菜、莴笋叶、韭菜、西蓝花、茼蒿、萝卜缨、芥菜、西洋菜、冬寒菜
红色、橘红色蔬菜	西红柿、胡萝卜、南瓜、红辣椒
紫红色蔬菜	红苋菜、紫甘蓝、蕨菜

2. 餐餐有蔬菜，深色要过半

　　日常膳食要讲究荤素搭配，保障餐餐有蔬菜。建议成年人保证每天摄入 300~500 克的蔬菜，其中深色蔬菜占一半以上。对于三口之家来说，一般全家每天需要购买 1~1.5 千克新鲜蔬菜，并分配在一日三餐中。中晚餐时每餐至少有 2 个蔬菜的菜品。在单位食堂就餐时，选择的蔬菜也应占全部食物的一半。

　　深色蔬菜

　　根据颜色深浅，蔬菜可分为深色蔬菜和浅色蔬菜。深色蔬菜指深绿色、红色、橘红色和紫红色蔬菜，具有营养优势，尤其是富含 β- 胡萝卜素，是我国居民膳食维生素 A

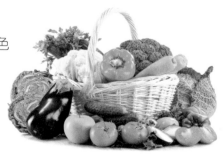

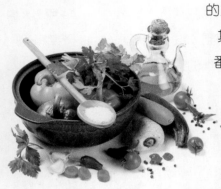

的主要来源，此外，深色蔬菜中还含有其他多种色素物质，如叶绿素、叶黄素、番茄红素、花青素等，以及其中的芳香物质，它们赋予蔬菜特殊的丰富的色彩、风味和香气，有促进食欲的作用，并呈现一些特殊的生理活性。所以建议多摄入深色蔬菜，应占到蔬菜总摄入量的一半以上。

选择多种蔬菜

蔬菜品种很多，不同蔬菜的营养特点各有千秋，只有选择不同品种的蔬菜合理搭配才有利于健康。建议挑选和购买蔬菜时，品种要多变换，每天至少达到3~5种。

选择新鲜和应季的蔬菜

蔬菜的放置时间过长，不但水分丢失，口感也不好。蔬菜发生腐烂时，还会导致其中的亚硝酸盐含量增加，对人体健康不利。蔬菜最好当天购买当天吃，不要过长时间储存。

腌菜和酱菜不能替代新鲜蔬菜

腌菜和酱菜是一种储存蔬菜的方式，也是风味食物。但是在制作过程中，会使用大量食盐，还会导致蔬菜中的维生素损失。从营养角度，已经不属于蔬菜类别。因此腌菜和酱菜不能替代新鲜蔬菜。少吃腌菜和酱菜，也有利于降低盐的摄入。

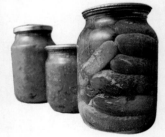

食用这些蔬菜时，要减少主食量

土豆、芋头、山药、南瓜、百合、藕、菱角、荸荠等蔬菜的碳水化合物含量很高，相比其他蔬菜提供的能量较高。因此，在食用这类蔬菜时，要特别注意减少主食量。

3. 留住蔬菜营养

蔬菜的营养素含量除了受品种、产地、季节、食用部位等因素的影响外，还受烹调加工方法的影响。加热烹调除改变食物口感和形状外，也会造成维生素的破坏，在一定程度上可降低蔬菜的营养价值。所以要根据蔬菜特性来选择适宜的加工处理和烹调方法，尽可能地保留蔬菜中的营养物质。

蔬菜生吃

适合生吃的蔬菜，可以作为饭前饭后的"零食"和"茶点"，既保持了蔬菜的原汁原味，还能带来健康益处。如西红柿、黄瓜、生菜等蔬菜可在洗净后直接食用。

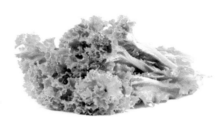

合理烹调

（1）先洗后切：尽量用流水冲洗蔬菜，不要在水中长时间浸泡。切后再洗会使蔬菜中的水溶性维生素和矿物质从切口处流失过多。洗净后尽快加工处理和食用，最大程度地保留营养素。

（2）开汤下菜：水溶性维生素（如维生素C、B族维生素）对热敏感，任何加热都会增加营养的损失。因此掌握适宜的温度，水开后蔬菜再下锅更"保持营养"。水煮根类蔬菜，可以软化膳食纤维，改善口感，对老年人尤其有益。

（3）急火快炒：急火快炒可以缩短蔬菜的加热时间，减少营养素的损失。但是有些豆类蔬菜，如四季豆就需要充分加热，以分解天然毒素。

（4）炒好即食：已经烹调好的蔬菜应尽快食用，连汤带菜吃；现做现吃，避免反复加热，这不仅是因为维生素会随储存时间延长而丢失，还可能因细菌作用增加亚硝酸盐含量。

4. 水果天天有

水果可口，给人带来愉悦。多数新鲜水果水分占85%~90%，富含维生素C、钾、镁和膳食纤维（纤维素、半纤维素和果胶）。夏天和秋天是水果最丰盛的季节，不同的水果甜度和营养素含量有所不同。多种多样、当季时令水果，是挑选和购买水果的基本原则。

水果营养素含量排行榜

胡萝卜素含量较高的水果		红色和黄色水果，如早橘、沙棘、刺梨、芒果、柑橘、木瓜
维生素C含量较高的水果		枣类、柑橘类和浆果类，如刺梨、鲜枣、酸枣、沙棘、草莓、橘、柑、橙、猕猴桃
钾含量较高的水果		鳄梨、枣、红果、椰子肉、香蕉、樱桃
含糖量高的水果		枣、椰子肉、香蕉、红果、雪梨、桂圆、荔枝等鲜果
含糖量低的水果		草莓、柠檬、杨梅、桃等

水果中通常含有较多的糖，包括果糖、葡萄糖和蔗糖。含糖量高的水果的能量较高，需要控制饮食能量摄入的人最好选择含糖量较低的水果。

一个三口之家，一周应该采购 4~5 千克的水果。选择新鲜应季的水果，变换购买种类，在家中或工作单位把水果放在容易看到和方便拿到的地方，这样随时可以吃到。有小孩的家庭，要注

> **温馨提示：** 果汁等加工水果制品不能替代鲜果。

意培养孩子吃水果的兴趣，家长可以将水果放在餐桌上，以身作则，让水果成为饭前饭后必需的食物；注意培养儿童对水果的兴致，通过讲述植物或水果神奇故事、摆盘做成不同造型，来吸引孩子，从而增加水果的摄入量。

由于新鲜水果一般难以长期保存，携带和摄入比较麻烦，因此人们发明了各种水果加工制品，以延长保质期和方便食用。常见的水果制品有果汁、水果罐头、果脯、干果等。果汁是由水果经压榨去掉残渣而制成，但这些加工过程会使水果中的营养成分如维生素 C、膳食纤维等有一定量的损失。果脯是将新鲜水果糖渍而成，维生素损失较多，含糖量较高。干果是将新鲜水果脱水而成，维生素有较多损失。水果制品失去了新鲜水果的感官、自然香味等天然特征，维生素等营养素流失较多，所以不能代替新鲜水果。用水果汁代替水果对儿童健康也不利，除了糖分摄入增多，还易使儿童牙齿缺乏锻炼，面部皮肤肌肉力量变弱。儿童应从小养成爱吃水果的习惯。

5. 蔬果巧搭配，互换不可取

以蔬菜菜肴为中心，经常尝试新的食谱和搭配，让五颜六色的蔬菜水果装点餐桌，愉悦心情。单位食堂也应提供如什锦蔬菜、大拌菜等菜肴，

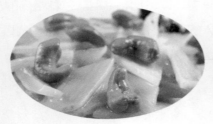
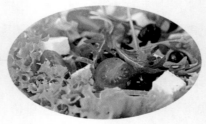

以方便人们食用更多的蔬菜。

蔬菜、水果品种很多，不同蔬果的营养价值相差很大。只有选择多种多样的蔬菜水果，相互搭配，才能做到食物多样，健康膳食。另外，多吃蔬果，也是减少能量摄入的好办法。

尽管蔬菜和水果在营养成分和健康效应方面有很多相似之处，但它们是不同食物种类，其营养价值各有特点。蔬菜品种远多于水果，而且蔬菜（深色蔬菜）的维生素、矿物质、膳食纤维和植物化学物的含量高于水果，故水果不能代替蔬菜。在膳食中，水果可补充蔬菜摄入不足。水果中碳水化合物、有机酸、芳香物质比新鲜蔬菜多，

温馨提示： 平衡膳食应做到每日一个水果，餐餐有蔬菜。

且水果食用前不用加热，其营养成分不受烹调因素影响，所以蔬菜也不能代替水果。

6. 每天一杯奶

奶类是一种营养成分丰富、组成比例适宜、易消化吸收、营养价值高的天然食品，市场上常见的主要有液态奶、酸奶、奶酪、奶粉等。奶类提供优质蛋白质、维生素 B_1、维生素 B_2 和钙等。牛奶中蛋白质含量平均为3%，其必需氨基酸比例符合人体需要，属于优质蛋白质。脂肪含量约为3%~4%，以微脂肪球的形式存在。奶中的乳糖能促进钙、铁、锌等矿物质的吸收。酸奶还含有益生菌，经过发酵，乳糖、蛋白质和脂肪都有部分

分解，更容易被人体吸收，是膳食中钙、蛋白质的良好来源。经过发酵的酸奶含有丰富的益生菌，对人体健康益处良多。

　　牛奶中富含钙，是膳食中最容易被吸收的钙的来源。我国居民膳食钙摄入一直处于较低水平，为了改善我国居民钙营养状况，建议奶类的摄入量为每天300克。从营养健康的角度讲，不论年龄、性别和城乡，所有人都应该每天坚持食用奶及奶制品。大力提倡增加奶和奶制品的摄入量是改善我国居民膳食结构和健康状况的最方便、经济且有效的途径之一。

　　媒体不时报道出牛奶有害、促癌的研究信息，引起人们对牛奶的疑虑。很多研究报告只是初步实验资料，并未得到证实，更未得到公认，尚不是用来指导大众的膳食实践的依据。目前世界各国的膳食指南都建议每日摄入奶类食品，数字如下表。我国牛奶消费还处于较低水平，如果能按照指南的推荐，每人每日奶类摄入达到300克，将大大改善我国居民尤其是儿童少年钙的营养和骨骼健康状况，也不会引起成人慢性病的增加。

各国成人乳制品的建议摄入量

国家	每日建议量	国家	每日建议量
美国	3 杯（720 毫升）	土耳其	3 杯（600 毫升）
加拿大	2~3 份（500~750 毫升）	南非	1 杯（250 毫升）
法国	3 份（450 毫升）	印度	3 份（300 毫升）
瑞士	3 份（600 毫升）	智利	3 杯（600 毫升）
澳大利亚	3 份（750 毫升）	日本	2~3 份（200~300 毫升）
英国	建议每天要吃乳制品	韩国	1 杯（200 毫升）
芬兰	500 毫升（优选低脂）	中国	1.5 份（300 毫升）

注：括号内为计算值

如何做到每天一杯奶？

每天一杯奶，或相当于 300 克液态奶的奶制品。

- 在家吃饭，早餐饮用一杯牛奶（200~250 毫升），午餐加一杯酸奶（100~125 毫升）。对于儿童来说，早餐可以吃奶酪 2~3 片，课间喝一瓶牛奶或酸奶。

- 职工食堂、学生食堂应考虑每天午餐供应酸奶、液态奶等，并鼓励大家选择奶类。

- 交通不发达地区，用奶粉冲调饮用也是很好的选择；在草原、山区等地，奶酪、奶皮也是优质的浓缩奶制品，奶茶应注意不要放太多盐。

贴士：

超重或肥胖者应选择饮用脱脂奶或低脂奶。

乳饮料不是奶，购买时应仔细阅读食品标签。

表 2-3-1　奶制品互换表

食物名称	重量（克）*
鲜牛奶	100
酸奶	100
奶粉	12.5
奶酪	10

＊乳制品按照与鲜奶的蛋白质比折算

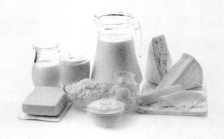

7. 乳糖不耐受者也能饮奶

有些人由于体内缺少分解乳糖的酶，在喝牛奶后会出现腹胀、腹泻或腹痛等不适症状，称为乳糖不耐受。乳糖存在于几乎所有动物的奶中，只有通过加工后的奶制品乳糖含量较少或几乎没有。下面的方法可以帮助乳糖不耐受者减轻症状：

（1）选择酸奶、奶酪等发酵型奶制品。

（2）选择低乳糖奶，可通过查看食品标签了解乳糖含量高低（奶制品营养标签中的碳水化合物主要指乳糖）。

（3）每次少量饮奶，分多次完成每日推荐量。

（4）不空腹饮奶，与其他谷类食物同时食用。

温馨提示：对于牛奶蛋白过敏的人，应避免食用奶制品。

8. 常吃豆制品

大豆包括黄豆、黑豆和青豆。大豆含有丰富的优质蛋白质（约35%~40%），富含谷类蛋白质缺乏的赖氨酸，是与谷类蛋白质互补的理想食品。大豆中脂肪含量约为15%~20%，其中不饱和脂肪酸占85%，亚油酸高达50%，还含有较多对心血管健康有益的磷脂。大豆还富含钾、钙和维生素E等。另外，大豆还含有多种有益于健康的成分，如大豆异黄酮、植物固醇、大豆低聚糖等。这些成分对预防心血管疾病、骨质疏松，改善女性绝经期症状都有积极的作用。

大豆制品通常以其制作方法被分为两类：

（1）非发酵豆制品：豆浆、豆腐、豆腐干、豆腐丝、豆腐脑、豆腐皮、香干。

（2）发酵豆制品：豆豉、豆瓣酱、腐乳。

豆制品是很好的肉类替代品，是素食人群最主要的蛋白质来源。

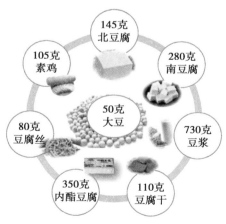

图 3-3-1　豆类食物互换图
（按蛋白质含量）

通常发酵豆制品在制作过程中会加入大量盐，应控制摄入量。每周可用豆腐、豆腐干、豆腐丝等制品轮换食用，如早餐安排豆腐脑和豆浆，或者午餐、晚餐可以食用豆腐、豆腐丝（干）等做菜，既可变换口味，又能满足营养需求。

自制豆芽、豆浆也是不错的方法。家庭泡发大豆和豆芽既可做菜也可与饭一起烹饪。

> **贴士：**
>
> 生豆浆必须煮熟之后才能饮用。

> **贴士：**
>
> 豆芽中除含有原有的营养素外，还含有较多的维生素 C。因此，当新鲜蔬菜缺乏时，自制豆芽是维生素 C 的良好来源。

9. 坚果好吃不过量

坚果是人们休闲、接待嘉宾、馈赠亲友时的常见食品，是我国传统膳食的组成部分。坚果包括树坚果类的核桃、栗子、腰果、开心果、扁桃仁、杏仁、松子、榛子、白果，以及种子类中的花生、葵花子、南瓜子、西瓜子等。从营养特点上区分的话，这些坚果可以分成富含淀粉类和富含油脂类。其中栗子、莲子的淀粉含量较高，其他的基本上都是富含油脂。

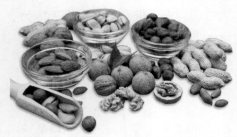

坚果属于高能量食物，含有多种不饱和脂肪酸、矿物质、维生素 E 和 B 族维生素，适量摄入有益健康。每人每周吃 50~70 克（只计算果仁部分）有助于心脏的健康。好吃的坚果很容易在不知不觉中吃掉很多，这样会增加总能量摄入，造成能量过剩。

坚果可以作为零食食用。在两餐之间补充坚果类食品，既可丰富食物种类，又可补充营养。坚果可以餐烹饪入菜。作为烹饪的辅料，加入到正餐中，如西芹腰果、腰果虾仁等。坚果还可以和大豆、杂粮等一起做成五谷杂粮粥，和主食类食物一起搭配食用。

需要注意的是，坚果最好选择原味的，因为加工过程通常会带入较多的盐、糖或油脂，选购时应注意阅读食品标签和营养成分表，尽量少吃这类坚果。

 【对特殊人群的建议】

婴幼儿

● 坚持母乳喂养至少 6 个月，配方奶是无奈的选择。

● 对于 13~24 月龄婴儿，可以将蔬菜水果制成泥作为婴儿辅食。并且尝试不同种类蔬菜水果。

● 避免整粒豆类、坚果类食物呛入气管发生意外，婴幼儿食用的坚果和豆类食物应加工成糊状食用。

儿童青少年

● 养成一日三餐的良好膳食习惯，多吃蔬菜、奶类和水果。

● 少吃高盐高糖加工零食，例如，果脯、水果罐头、含糖饮料、冰淇淋、含盐坚果等。

孕妇

● 孕期女性每天蔬菜摄入量最好满足 400 克以上，其中要有至少一半是新鲜绿叶蔬菜，以满足孕期叶酸等 B 族维生素的需要，同时补充维生素 A 源。

● 从孕中期开始，每天应该吃奶类食品 500 克，以补充孕妇和胎儿对钙和优质蛋白质的需求。

乳母

• 哺乳期女性每天吃蔬菜 500 克，其中深色蔬菜应该占 2/3 以上，以补充维生素 A 源和钾。

• 哺乳期女性每天需要增加蛋白质 25 克，奶制品和豆制品都是优质蛋白质的良好来源。

• 水果的摄取会影响母乳中的维生素 C 含量，应格外注意每天吃水果。

老年人

• 老年人要保证奶类的食用量，各种奶制品搭配食用，起到补钙、预防骨质疏松的作用。大豆制品也是含钙较高的天然食物，也应该每天都吃一些。

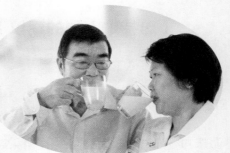

• 对于牙齿不好或吞咽困难的老年人，可将坚果等坚硬食物制成粉末冲调食用。

推荐四　适量吃鱼、禽、蛋、瘦肉

【提要】

　　鱼、禽、蛋和瘦肉均属于动物性食物，富含优质蛋白质、脂类、脂溶性维生素、B 族维生素和矿物质等，是平衡膳食的重要组成部分。动物性食物蛋白质的含量普遍较高，其氨基酸组成更适合人体需要，利用率高，但脂肪含量较多，能量高，有些含有较多的饱和脂肪酸和胆固醇，摄入过多可增加肥胖和心血管疾病等的发病风险，应当适量摄入。

　　鱼类脂肪含量相对较低，且含有较多的不饱和脂肪酸，有些鱼类富含二十碳五烯酸（EPA）和二十二碳六烯酸（DHA），对预防血脂异常和心血管疾病等有一定作用，可首选。禽类脂肪含量也相对较低，其脂肪酸组成优于畜类脂肪，可先于畜类选择。蛋类各种营养成分比较齐全，营养价值高，但胆固醇含量也高，摄入量不宜过多。畜肉类脂肪含量较多，尤其是饱和脂肪酸含量较高，摄入过多往往会引起肥胖，并且是某些慢性病的危险因素，但瘦肉脂肪含量较低，铁含量丰富，利用率高，所以吃畜肉应当选吃瘦肉。烟熏肉类在加工过程中易遭受一些致癌物污染，过多食用可增加肿瘤发生的风险，应当少吃或不吃。

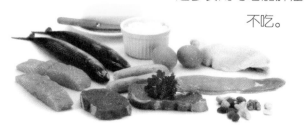

　　目前我国多数居民摄入畜肉较多，禽和鱼类较少，对疾病发生发展影响较大，需要调整膳食中的比例。

【关键推荐】

- ◎ 鱼、禽、蛋和瘦肉摄入要适量。
- ◎ 每周吃鱼 280~525 克，畜禽肉 280~525 克，蛋类 280~350 克，平均每天摄入总量 120~200 克。
- ◎ 优先选择鱼和禽。
- ◎ 吃鸡蛋不弃蛋黄。
- ◎ 少吃肥肉、烟熏和腌制肉制品。

 【解读】

1. 动物性食物要适量

常有人说肉类营养好，不错，鱼、禽、蛋和瘦肉是人体优质蛋白质和多种微量营养素的重要来源，但肉类脂肪含量普遍较多、能量高；有些含有较多的饱和脂肪酸和胆固醇，摄入过多可增加肥胖和心血管疾病等的发病风险，所以此类食物应当适量摄入。建议成人每天 120~200 克动物性食品，即平均摄入鱼类 40~75 克，畜禽肉类 40~75 克，蛋类 40~50 克。

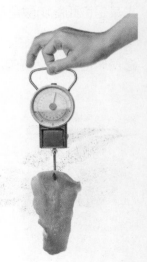

日常生活中，我们食用的一块猪大排、一个鸡腿的重量都在 100~150 克之间，去掉骨头后的可食部分还留下 70~100 克。

做到"适量"应从以下几点开始：

• 学习点营养学的知识，给自己或家庭的饮食做个计划，编制每周的食谱，合理选择肉食。把动物性食物尽量安排到每餐中，既不集中过量食用，也不清汤寡水，不见一点荤腥。

• 学习度量食材大小，变"大"为"小"，比如切丝切片等，既满足了口舌之欲，又能控制食量。

• 少做"大荤"，多做"小荤"。"小荤"里搭配了大量的蔬菜，不仅可以控制肉食的摄入，还可以增加蔬菜的摄入，可谓一举两得。

• 外出就餐往往会过量摄入肉食，因此要合理安排外出就餐，点餐时荤素搭配，清淡为主，可以用鱼和大豆制品来代替畜禽肉。

2. 肥肉还能不能吃

　　瘦肉是指脂肪含量≤10%的肉类。我们这里所讲的肥肉通常指白色脂肪部分，通常把脂肪含量超过30%的畜肉也叫肥猪肉、肥牛肉、肥羊肉等。这个"肥"字实际上就是指食物中的"脂肪"含量较高。不同部位的肉，脂肪含量不一样。以猪肉为例，里脊肉、腿肉等脂肪含量少一些，而五花肉、臀尖肉、肘子肉等脂肪含量就高一些（表2-4-1）。畜肉脂肪的组成以饱和脂肪酸居多，猪肉脂肪中饱和脂肪酸含量一般占35%~45%，羊肉45%~55%，牛肉50%~60%。

表2-4-1　不同肥瘦程度猪肉营养成分表

食物名称	能量（千卡）	水分（克）	蛋白质（克）	脂肪（克）	胆固醇（毫克）	维生素 B_1（毫克）	维生素 B_2（毫克）	铁（毫克）	锌（毫克）
猪肉（肥）	807	8.8	2.4	88.6	109	0.08	0.05	1.0	0.69
猪肉（瘦）	143	71.0	20.3	6.2	81	0.54	0.10	3.0	2.99
猪肉（里脊）	155	70.3	20.2	7.9	55	0.47	0.12	1.5	2.3
猪肉（五花）	349	56.8	7.7	35.3	98	0.14	0.06	0.8	0.73
猪肉（腿）	190	67.6	17.9	12.8	79	0.53	0.24	0.9	2.18

肥肉"功"与"过"

　　肥肉"功"与"过"，在于其所含有的脂肪量和脂肪酸的构成。脂肪是人体能量的重要来源，是构成人体组织的重要成分，具有重要的生理功能。但摄入量过多，也会成为影响健康的危险因素。脂肪的能量密度高，在等重的情况下，提供的能量是碳水化合物的 2 倍多，因此吃肥肉很容易造成能量过剩而导致肥胖，进而成为心血管疾病和某些肿瘤发生的危险因素。肥肉脂肪中的饱和脂肪酸更能明显影响血脂水平，造成高脂血症。有证据表明，血脂水平升高，特别是血清胆固醇水平的升高是动脉粥样硬化的重要因素，而膳食中饱和脂肪酸则是使血清胆固醇升高的主要脂肪酸。

> **贴士：**
>
> 　　通常肉眼看不到白色脂肪的肉为瘦肉，这样的肉脂肪含量在 10% 以下。常见的瘦肉有里脊瘦肉、猪腿瘦肉。

因此世界卫生组织和《中国居民膳食营养素参考摄入量（2013 版）》都建议饱和脂肪酸的摄入量应低于膳食总能量的 10%。

　　由上可见，肥肉可以吃，但不宜多吃，吃畜肉时要吃瘦肉。

③. 优先选择鱼和禽

　　饭桌上经常会听到这样的一句话，"四条腿的不如两条腿的，两条腿的不如没有腿的"，又或者"地上跑的不如天上飞的，天上飞的不如水里游的"。这些话很有道理。

　　"四条腿的"泛指的是地上跑的畜类，如猪、牛、羊；"两条腿的"指的是有翅膀的禽类，如鸡、鸭、鹅；而"没有腿的"泛指的是水里游的鱼、虾等。尽管它们都是动物性食物，大多数营养素含量上不相上下，但是脂肪含量和脂肪酸的组成上差异较大，对健康的影响会有所不同，因此在选择时应有先后。

　　畜肉的脂肪含量较高，以猪肉为最高，平均在 30% 左右，其次是羊肉在 15% 左右，牛肉 5% 左右。禽肉脂肪含量差别较大，鸡肉在9%~14%之间，鸭肉在20%。鱼肉的脂肪含量最低，在1%~10%（这里比的是平均值，实际上，即便是同一种动物，不同食用部位脂肪的含量也是不一样的，看看里脊肉和五花肉，你就清楚了）。脂肪含量高的食物，在同等食物重量的条件下，会提供更多的能量。

除了脂肪含量不同外，它们所含脂肪中脂肪酸的组成比例也是不一样的。畜肉以饱和脂肪酸为主，禽肉以单不饱和脂肪酸为主，鱼类多以多不饱和脂肪酸为主。目前的研究认为，饱和脂肪酸的过多摄入会对心血管系统带来危害，而单不饱和脂肪酸和多不饱和脂肪酸对机体健康有一定的保护作用，当然，这个有益作用的前提是摄入的能量不过量。

鱼类脂肪含量相对较低，且含有较多的不饱和脂肪酸，有些鱼类富含二十碳五烯酸（EPA）和二十二碳六烯酸（DHA），对预防血脂异常和心血管疾病等有一定作用，可首选；禽类脂肪含量也相对较低，其脂肪酸组成优于畜类脂肪，应先于畜肉选择。

目前，我国城市居民食用动物性食物较多，尤其是猪肉过多，所以应调整肉食结构，适当多吃鱼、禽肉，减少猪肉摄入。相当一部分农村居民平均吃动物性食物的量还不够，有条件的情况下也应适当增加。

温馨提示： 鱼、禽肉脂肪含量较低

4. 一天要吃几个蛋

鸡蛋的营养价值毋庸置疑，不过，很多人在吃鸡蛋的时候，都把蛋黄弃掉了，理由是蛋黄中的胆固醇太多了。那么蛋黄真的有这么可怕吗？一

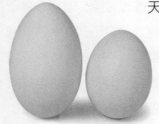

天到底可以吃几个鸡蛋？

鸡蛋中的营养素不仅含量丰富，而且质量也很好，是营养价值很高的食物。鸡蛋蛋白质含量在 12%，氨基酸组成与人体需要最为接近，优于其他动物蛋白质。脂肪含量为 10%~15%，主要存在在蛋黄中。蛋黄中的维生素种类齐全，包括所有的 B 族维生素、维生素 A、维生素 D、维生素 E 和维生素 K，以及微量的维生素 C。矿物质钙、磷、铁、锌、硒的含量也很丰富。具有这么好营养价值的鸡蛋，为什么不可以多吃些呢？

让人纠结的焦点就在于鸡蛋中的胆固醇，每百克全蛋中的胆固醇含量大约是 585 毫克，每百克蛋黄中更是高达 1510 毫克。如果吃一个鸡蛋的话，摄入的胆固醇在 200 毫克左右。曾经很多的膳食指南都建议每天摄入的胆固醇要少于 300 毫克，这就让很多人不得不止步于"蛋"前了。不过，近期的研究表明食物中的胆固醇并没有那么可怕，《中国居民膳食营养素参考摄入量（2013 版）》已经取消了对于膳食胆固醇的限制。

取消胆固醇的上限，是否可以放开吃？

胆固醇是人体需要的重要成分。人体各组织中都含有胆固醇，它是许多生物膜的重要组成成分。胆固醇是体内合成维生素 D_3 及胆汁酸的前体，维生素 D_3 调节钙磷代谢，胆汁酸能乳化脂类使之与消化酶混合，是脂类和脂溶性维生素消化与吸收的必需条件。

人体自己有合成胆固醇的能力，每天合成出来的量要远远大于通过膳食摄入的量。大部分的健康机体会有效地调节吃进去的和合成出来的胆固醇，使其在体内保持一个平衡的状态。但是，对于某些患有代谢性疾病的人群来说，这个能力会受到一定的影响，所以尚需注意，额外多摄入的胆固醇会影响到血脂的代谢。血脂是血中所含脂质的总称，其中主要包括胆固醇和甘油三酯。现有研究结果证实，高胆固醇血症最主要的危害是易引起冠心病及其他动脉粥样硬化性疾病。

每天一个蛋，蛋黄不能丢

有许多研究已经证实，对于健康人来讲，每天吃 1 个鸡蛋，对血清胆固醇水平影响很小，而其带来的营养效益远高于其所含有胆固醇的影响，因此没有必要在意一个鸡蛋中的两百多毫克的胆固醇。建议每日吃一个鸡蛋，蛋白蛋黄都要吃。

> **贴士：**
>
> 　　无论是白皮蛋还是红皮蛋，土鸡蛋还是洋鸡蛋，它们中的营养素含量没有显著差别。

5. 动物内脏食品，吃不吃

在日常生活中，诸如动物大 / 小肠、肝、肚（胃）、腰子（肾脏）等的动物内脏类食品，都被叫做"下水"或者"杂碎"。中式烹调里用到内脏的菜品并不少，像熘肝尖、爆炒腰花、夫妻肺片、炒鸡杂、爆肚等等。

我们能不能吃这些内脏食品，要从它们的营养价值说起。尽管内脏类食物的营养特点并不完全相同，但总的来说，蛋白质、钾、铁、锌的含量都很高，猪肝中尤其富含维生素 A。不过与此同时，一般内脏食物中的脂肪、胆固醇含量也较高，例如每 100 克猪脑中胆固醇含量高达 2571 毫克，每

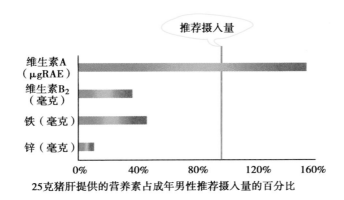
25克猪肝提供的营养素占成年男性推荐摄入量的百分比

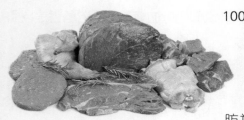

100 克猪大肠中的脂肪为 18.7 克。从美味的角度来讲，也正因为猪大肠"脂厚"的特点，才让爱吃它的人吃不停口。但是这么多的脂肪并不是什么好事，而且这里面的脂肪大多数又是饱和脂肪酸，过量的摄入会增加心血管疾病的风险。

那么到底要不要吃这些内脏呢？对于健康人群，这些动物内脏可以适量吃一些，但是不能过量；而对于一些慢性病人群，就要注意了，动物内脏中的高脂肪、高胆固醇都会对血脂产生影响，因此还是要限制这些食物的摄入。

6. 少吃烟熏和腌制肉制品

肉制品指经过盐渍、风干、发酵、熏制或其他为增加口味或改善保存而处理过的肉类。大部分肉制品含有猪肉或牛肉，但也可能包含其他红肉、禽肉、动物杂碎，或包括血在内的肉类副产品。例如肉肠、火腿、香肠、咸牛肉和干肉片或牛肉干，以及肉类罐头和肉类配料及调味汁等。

烟熏和腌制动物性食物虽然是我国传统保存食物的方法，但是这些加工方法不仅使用了较多的食盐，同时也存在一些食品安全和健康隐患，长期食用对人体健康带来风险。这种风险和食用量密切相关，但是目前还没有确定的结果表明吃多少才是安全的。因此"少吃"可减少带来疾病的风险。

> **贴士：**
>
> WHO 已有令人信服的循证研究证明，烟熏盐浸加工肉制品致结肠癌。应少吃这类肉制品。

7. 合理烹调，少煎炸

食物在烹调时营养素的损失是不可避免的。如果选错了烹调方法，就会"火上浇油"，相反选对了方法，就会最大限度保留食物中的营养素。

炸猪排、炸鸡翅、煎鱼、烤鱼等等的烹调方法往往更能增加食物的美味，促进食欲。不过这些烹调方法可能会带来更多的健康风险，应该少用烧、煎、烤、炸等，最好采用蒸、煮、炖、煨和炒的方法。

- 高温油炸时，食物中的营养素会遭到破坏。
- 食物中的蛋白质、脂肪在高温油炸或烧烤时，会产生一些具有致癌性的化合物。
- 油炸会增加食物的脂肪含量。

如果要使用煎炸的烹调方法，可以采用一些保护性措施，如用淀粉上浆挂糊。

8. 喝汤更要吃肉

很多人喜欢炖汤，比如鸡汤、鱼汤、骨头汤等。大多数人也认为汤的营养好，喝完汤之后剩下的肉没有什么营养了，再说也不好吃，就全部丢弃了。实际上，这种做法并不对。汤中除了水外，其他的营养物质都是来自煲汤的原料。但是原料中的营养物质并不是全部被溶解在汤里的，只有部分的水溶性维生素、矿物质、脂肪、蛋白质溶解在汤里，其他的营养素还被留在了肉里。表2-4-2中给出了鸡汤和鸡肉中营养素含量的比较。大家不难看出，肉中的营养素含量远远高于鸡汤。所以喝汤的时候，建议大家也要吃肉，才能更好地获得食物中的营养物质。

表 2-4-2　瓦罐鸡的鸡肉和鸡汤部分主要营养素含量比较（每 100 克）

营养素	鸡肉	鸡汤	营养素	鸡肉	鸡汤
能量（千卡）	190	27.0	烟酸（毫克）	0.5	0
蛋白质（克）	20.9	1.3	钙（毫克）	16.0	2.0
脂肪（克）	9.5	2.4	钠（毫克）	201	251
维生素 A（μgRE）	63.0	0	铁（毫克）	1.9	0.3
核黄素（毫克）	0.21	0.07	锌（毫克）	2.2	0

 【对特殊人群的建议】

婴幼儿

• 7~12 月龄婴儿可添加富铁的肉泥。

孕妇乳母

• 孕妇应常吃含铁丰富的食物，孕中晚期适量增加鱼、禽、蛋、瘦肉的摄入。

• 乳母应增加富含优质蛋白质及维生素 A 的动物性食物和海产品。

老年人

• 增加摄入富含优质蛋白质的瘦肉、海鱼等食物，对延缓肌肉衰减、增强体质具有重要作用。

推荐五　少盐少油，控糖限酒

 【提要】

食盐是食物烹饪或加工的主要调味品，也是人体所需要的钠和氯的主要来源，目前我国多数居民的食盐摄入量过高，过多的盐摄入与血压升高有关，因此要降低食盐摄入，少吃高盐食品。

烹调油包括植物油和动物油，是人体必需脂肪酸和维生素 E 的主要来源，也有助于食物中脂溶性维生素的吸收利用。目前我国居民烹调油摄入量过多，脂肪提供能量的比例过大。过多脂肪摄入会增加慢性病的患病风险，因此建议减少烹调油用量。

过量饮酒与多种疾病相关，会增加肝损伤、痛风、心血管疾病和某些癌症发生的危险。因此，一般不推荐饮酒。

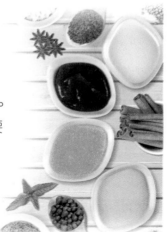

添加糖是纯能量食物，不含其他营养成分，过多摄入可增加龋齿、超重肥胖发生的风险。对于儿童少年来说，含糖饮料是添加糖的主要来源之一，建议不喝或少喝含糖饮料。

水是膳食的重要组成部分，是一切生命必需的物质，在生命活动中发挥重要功能。建议饮用白开水作为水分补充的主要来源。

【关键推荐】

◎ 培养清淡饮食习惯，少吃高盐和油炸食品。成人每天食盐不超过 6 克，每天烹调油 25~30 克。

◎ 控制添加糖的摄入量，每天摄入不超过 50 克，最好控制在 25 克以下。

◎ 每日反式脂肪酸摄入量不超过 2 克。

◎ 足量饮水，成年人每天 7~8 杯（1500~1700 毫升），提倡饮用白开水和茶水；不喝或少喝含糖饮料。

◎ 儿童少年、孕妇、乳母不应饮酒。成人如饮酒，男性一天饮用酒的酒精量不超过 25 克，女性不超过 15 克。

 【解读】

 1. 拒绝"重口味"的诱惑

"重口味"主要指高盐、高脂的饮食，俗话说"盐为百味之王"、"油多不坏菜"，这类饮食味道比较重，更能刺激人的食欲。但是过量的盐、烹调油的摄入会带来很多的健康问题。

盐和高血压

钠是人体必需的营养素，可以维护体液电解质平衡和神经系统功能。食盐是钠的主要来源，每克盐中含钠 400 毫克。但是研究表明，高钠摄入量会升高血压，而降低钠摄入量，会有效地降低高血压病人的血压。高盐饮食还可以改变血压昼高夜低的变化规律，变成昼高夜也高，发生心脑血管意外的危险性就大大

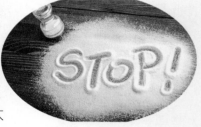

增加。超重和肥胖者的血压对食盐也敏感。

烹调油和肥胖

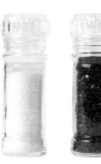

烹调油包括动物油和植物油。常见的植物油如大豆油、花生油、葵花籽油、菜籽油、芝麻油、玉米油、橄榄油等；常见的动物油如猪油、牛油、羊油、奶油（黄油）、鱼油等。烹调油的主要成分是脂肪，脂肪具有重要的营养作用，如提供能量、细胞的重要组成成分等，食物中的脂肪能促进脂溶性维生素的吸收。但是烹调油也是一种高能量的食物，每克脂肪可以产生 9 千卡能量，多吃油就是多摄入能量。如果摄入的能量没有消耗掉就会积累下来，变成脂肪储存在体内，日积月累就可能产生超重甚至肥胖。肥胖是高血脂、高血压、糖尿病、动脉粥状硬化、冠心病、脑卒中等慢性病的危险因素。为了预防这些慢性病的发生，最好适当少吃油。

口味是可以养成和改变的

人的口味是逐渐养成的，也是可以改变的。我们要通过不断地强化健康观念,从小培养儿童少年的清淡饮食，逐步将成人的口味由"重"变"淡"。改变烹饪、饮食习惯，以计量方式（如定量盐勺、带刻度油壶）减少食盐、油等调味料的用量，是培养清淡口味的重要途径。

想要适应清淡的饮食，除了要减少盐、油、糖的摄入，还可以充分利用食物本身的味道，搭配出不同口感、色泽的美味料理。几个妙招教你回归食物的"本色"。

• 选择新鲜食材,用蒸煮等方法尽量保留原味。

• 烹调时多用醋、柠檬汁、香料、姜等调味，替代一部分盐和酱油。

• 尝试柠檬、香芹、香菜、香菇、洋葱等有特殊香味的食物做搭配。

2. 小心食物中"看不见"的盐

有很多盐不一定是白色的，它们隐藏在加工食品和调味品中，我们一不注意就多吃了盐。

调味品如味精、鸡精、酱油、酱豆腐、辣椒酱、黄酱、甜面酱、苏打、调料包、汤料包等，都是高盐高钠；普通食品如腊肉、奶酪、挂面、火腿、虾皮、榨菜等都含有盐；话梅、薯片、椒盐花生等零食中也含有盐。所以，在考虑每天盐的摄入量时，千万不要忽略了这些"看不见"的盐（表2-5-1）。

表 2-5-1　调味品和加工食品中的钠含量

食品名称	钠（毫克/100克）	食品名称	钠（毫克/100克）
酱油	5757	方便面	400~800
豆瓣酱	6012	饼干（夹心）	303
甜面酱	2097	饼干（咸）	697
腐乳（红）	3091	海苔	1599
榨菜	4253	薯片	508
味精	8160	麦片	318
鸡精	18864.4	奶油五香豆	1577.0

加工食品中的含盐量会随着工艺的变化而变化，随着居民对健康的关注度增加，厂家也会注意减少用盐量，有些食品会不会被"冤枉"了呢？实际上，我国颁布的《预包装食品营养标签通则（GB 28050—2011）》中规定，在食

表 2-5-2　营养成分表

项目	每100g	NRV%
能量	1587kJ	19%
蛋白质	7.4g	12%
脂肪	13.2g	22%
碳水化合物	58.4g	19%
钠	200mg	10%

品标签的营养成分表上强制标示钠含量，所以在购买加工食品时，只要找到它的"营养成分表"，你就可以知道这份食品中的钠含量了！

一般而言，超过钠 30％NRV 的食品需要注意少购少吃。

减盐 5 招

- 学习量化，逐渐减少用量。使用勺、限盐罐，每餐按量放入菜肴。
- 替代法烹调时多用醋、柠檬汁、香料、姜等调味，替代一部分盐和酱油。
- 肉类烹饪时常用盐较多，适量食用可减少盐的摄入。相反蔬菜不易吸盐。
- 烹饪方法多样，多采用蒸、烤、煮等烹调方式，享受食物天然的味道。不是每道菜都需要加盐，最后一道汤可以不加盐。
- 少吃零食，学会看食品标签，拒绝高盐食品。

---

3. "美味"不一定油多

多用油烹调食物，包括炸、煎等烹饪方法很容易做出促进食欲的菜肴。但是这些烹调方法会增加食品的含油量，让它们成为高能量食品。反复高温油炸更会产生多种有害物质，对人体健康造成影响。

但是少用油，是不是做出的菜就不好吃了呢？这种担心是有根据的，但也不是绝对的。

实际上如果采用蒸、炖、煮、水滑等烹调方法甚至适当吃凉拌菜，注意用酸、辣等调节菜肴的口味，同样可以保证做到菜好吃。

在探寻美食的过程中，根据你的厨艺，定量用油和采取少油的烹调方法，逐步地尝试减少油的使用量，你会逐渐地爱上低油的食物。

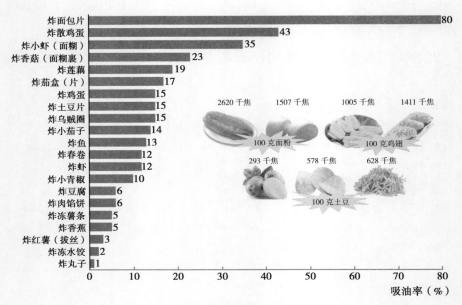

图 2-5-1　油炸食品的吸油率
资料来源：杨月欣主编，《食物营养成分速查》

低油美食巧烹饪

- 使用带刻度的油壶或者油勺，做到量化用油；在烹调的时候看一看、想一想，再放一放。
- 蔬菜可以采用白灼、蒸、凉拌的方法，减少"炒"的频率。
- 动物性食材可以用蒸、炖、煮和烤的方法代替油炸、油煎。
- 用适量柠檬、辣椒等调味品，让菜色口感更丰富。

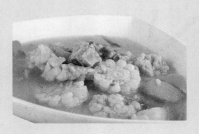

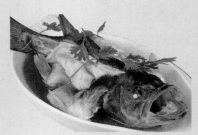

4. 警惕食品中的反式脂肪酸

常用植物油的脂肪酸均属于顺式脂肪酸。部分氢化的植物油可产生反式脂肪酸，氢化油脂如人造黄油、起酥油等中都含有一定量的反式脂肪酸。除此之外，在植物油精炼以及植物油反复油炸的过程中也可能形成一些反式脂肪酸。

研究表明，反式脂肪酸摄入量多时可升高低密度脂蛋白胆固醇，降低高密度脂蛋白胆固醇，增加患动脉粥样硬化和冠心病的危险性。反式脂肪酸会干扰必需脂肪酸代谢，可能影响儿童的生长发育及神经系统健康。

> **贴士：**
>
> 《中国居民膳食营养素参考摄入量（2013版）》建议"我国2岁以上儿童和成人膳食中来源于食品工业加工产生的反式脂肪酸的最高限量为 <1% 的总能量"，这对成人来说大致相当于每天摄入不要超过2克。

2012年国家食品安全风险评估专家委员会对我国居民反式脂肪酸膳食摄入水平进行了评估，我国居民膳食中的反式脂肪酸主要来自加工食品，占71%，其中又以所使用的植物油来源最高，约占50%，如使用人造黄油的蛋糕、含植脂末的奶茶等。

怎样才能知道食品中是不是用了氢化油脂？

根据食品安全国家标准《预包装食品标签通则》（GB 7718—2011），我们超市里买来的已经包装好了的食品标签上，必须要写明它的配料。

所以如果配料表里出现了"氢化植物油"、"植物奶油"、"植物黄油"、"人造黄油"、"人造奶油"、"植脂末"、"麦琪林"、"起酥油"等词语，这个时候你就要注意了，这

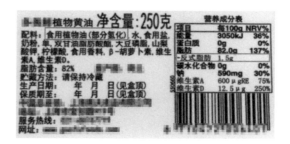

些其实都是氢化植物油相关的产品，但是氢化植物油不等于反式脂肪酸。食品中到底有没有反式脂肪酸，我们还要看看它的《营养成分表》。因为《预包装食品营养标签通则（GB 28050—2011）》中规定：如果配料中使用了氢化植物油的话，那么"营养成分表"中应标注反式脂肪酸的含量，不过如果反式脂肪酸的含量低于 0.3 克/100 克或者 0.3 克/100 毫升的话，可以标注"无"或者"不含反式脂肪酸"。

几种方法让你远离反式脂肪酸：

- 多选用天然食品。

- 学会看食品标签，少买或少吃含有"部分氢化植物油"、"起酥油"、"奶精"、"植脂末"、"人造奶油"的预包装食品。

- 少吃油炸食品，少用煎、炸等烹饪方法。

5. 甜蜜的陷阱

人们对甜味的喜好是与生俱来的，很少人会拒绝甜味带来的美食享受。甜，通常是食物中的糖带给我们的味觉体验。除了食物中本身存在的碳水化合物，也就是我们通常所说的糖之外，在食品的加工和烹调过程中，人们还会额外加入糖以增加食物的口感。在生产和制备过程中被添加到食品中的糖及糖浆被称为

> **贴士：**
>
> WHO 循证研究证明，过量摄入添加糖会增加龋齿的风险，而过多摄入含糖饮料增加龋齿和肥胖的发生风险。

添加糖，包括白砂糖、绵白糖、红糖、玉米糖浆等。它们的主要成分是蔗糖、葡萄糖和果糖。

少喝含糖饮料

含糖饮料指糖含量在 5% 以上的饮品。多数饮品含糖在 8%~11% 左右，有的高达 13% 以上。一般情况下，含糖饮料不是生命必需食品，多饮容易使口味变"重"，造成不良的饮食习惯和龋齿、超重及肥胖，因此

不建议喝含糖饮料。

　　许多人喜欢喝含糖饮料，其中一个原因是白开水没有味道。饮料的甜味或其他味道能够刺激口腔味觉，增加愉悦感，并成为习惯。少喝的办法是逐渐减少，或者替代的方法，如饮茶，茶不仅使人在味觉上得到一定的满足，而且有益于健康。

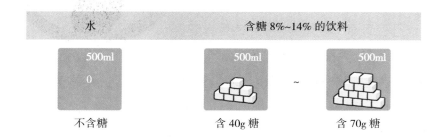

水	含糖 8%~14% 的饮料	
500ml 0	500ml	500ml
不含糖	含 40g 糖	~ 含 70g 糖

看了这张图，你还敢"无节制"地喝含糖饮料么？

少吃甜味食品

　　添加糖的另外一个主要来源是包装食品如糕点、甜点、冷饮等，减少此类食品的摄入，是可控制添加糖的另一关注点。此外，烹饪时也会使用糖作为佐料加入菜肴中，如红烧、糖醋等。添加糖不仅增加糖的摄入，还掩盖了盐的味道，无意中增加盐的摄入。

　　在南方一些地区，喝茶加糖，城市白领喝咖啡加糖也成为一个"时尚"，这些都应计算在每天能量摄入中；添加糖提供的能量比例太大对健康不利，应控制在每日 10% 之内。

贴士：

想要少吃糖你应该这么做

* 培养清淡饮食习惯。
* 少喝含糖饮料，多喝水。
* 喝饮料时选择少糖或无糖的饮料。
* 少吃甜食、点心。

6. 饮酒有害健康

　　我国是世界上最早酿酒的国家之一，饮酒已成为日常生活的一种习俗。

2012 年中国居民营养与健康状况监测结果显示，我国成年居民饮酒率 32.8%，其中男性饮酒率为 52.6%，女性为 12.4%，城市高于农村。饮酒者日均酒精摄入量为 32.0 克，其中男性 37.3 克，女性 8.7 克。

　　人们在节日、喜庆或者交际的场合往往要饮酒，但是一定要限量地饮酒。无节制地饮酒，会伤害胃肠黏膜，并会影响肝脏和胰脏的功能，进而影响营养素的消化吸收及利用。一次性大量饮酒会造成肝脏代谢紊乱，并会导致脂肪肝、肝硬化等问题。过量饮酒还会增加高血压、中风、乳腺癌和消化道癌症及骨质疏松的危险。此外，过量饮酒还可能导致事故及暴力的增加，对个人安全和社会安定都是有害的。

　　高度白酒含能量高，几乎不含其他营养素。如要饮酒应当尽可能饮用低度酒，并控制在适当的限量以下。以酒精量计算，成年男性和女性一天的最大饮酒量建议不超过 25 克和 15 克。

表 2-5-3　酒精换算表

	25 克酒精	15 克酒精
啤酒	750 毫升	450 毫升
葡萄酒	250 毫升	150 毫升
38 度白酒	75 克	50 克
52 度白酒	50 克	30 克

哪些人不宜饮酒？

　　孕妇、乳母不应饮酒。酒精会对胎儿发育带来不良后果，酗酒更会导致胎儿畸形，酒精会通过乳汁影响婴儿健康，产生注意力不集中和记忆障碍等，所以孕妇、乳母应该禁酒。

儿童少年不应饮酒。儿童少年正处于生长发育阶段，各脏器功能还不完善，此时饮酒对机体的损害甚为严重。

特定职业或特殊状况人群应控制饮酒。驾车、操纵机器等工作饮酒可能丧失协调和工作能力，也可能造成慢性酒精中毒、酒精性脂肪肝等问题。有的人对酒精过敏，微量饮酒就会出现头晕、恶心、冷汗等明显不良症状。正在服用可能会与酒精产生作用的药物的人，患有某些疾病（如高甘油三酯血症、胰腺炎、肝脏疾病等）的人都不应饮酒。血尿酸过高的人不宜大量喝啤酒，以减少痛风症发作的危险。

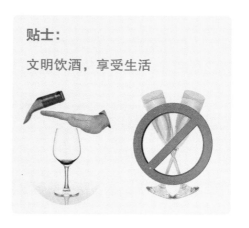

贴士：

文明饮酒，享受生活

7. 足量饮水益健康

水是膳食的重要组成部分，是一切生命必需的物质，也是营养输送、促进食物消化吸收代谢的重要载体。

水的需要量主要受年龄、环境温度、身体活动等因素的影响。一般来说，健康成人每天需要水总量 2500 毫升左右，其来源有饮水、食物中含的水和体内代谢的水。在温和气候条件下生活的轻身体活动水平的成年人每日最少饮水 1500~1700 毫升（约 7~8 杯水）。在高温或身体活动水平增强的条件下，应适当增加。饮水不足或过多都会对人体健康造成危害。饮水应少量多次，要主动，不要感到口渴时再喝水。

温馨提示：白开水和饮茶都是不错的选择。

饮水最好选择白开水。白开水安全卫生，且易获得。喝白开水的过程即是给身体补水的过程。早晨起床后可空腹喝一杯水，因为睡眠时的隐性出汗和尿液分泌，损失了很多水分，起床后虽无口渴感，但体内仍会因缺水而血液黏稠，饮用一杯水可降低血液黏度，增加循环血容量。睡觉前也可喝一杯水，有利于预防夜间血液黏稠度增加。

茶水是成年人的又一个较好选择，饮茶是中国的良好传统。茶叶中含有多种对人体有益的化学成分。例如茶多酚、咖啡碱、茶多糖等。有研究表明，长期饮茶有助于预防心脑血管疾病，可降低某些肿瘤的发生风险。

但是应注意不要长期大量饮用浓茶，茶叶中的鞣酸会阻碍铁的吸收，特别是缺铁性贫血的人，应该注意补充富含铁的食物。浓茶有助提神，一般睡前不应饮茶。

每天 7~8 杯水

饮水时间应分配在一天中任何时刻，饮水方式应是少量多次，不鼓励一次大量饮水，尤其是在进餐前，否则会冲淡胃液，影响食物的消化吸收。饮水时间可早、晚各饮 1 杯（200 毫升），其他在日常时间里均匀分布；成人饮用茶水替代一部分白开水。

在高温环境下劳动或运动，大量出汗是机体丢失水分和电解质的主要原因。对身体活动水平较高的人来说，出汗量是失水量中变化最大的。根据个人的体力负荷和热应激状态，他们每日的水需要量可从 2 升到 16 升不等。因此，身体活动水平较高和（或）暴

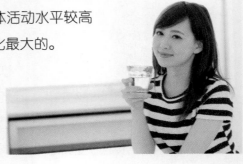

露于特殊环境下的个体，其水需要量应给与特别考虑。在一般环境温度下，运动员、农民、军人、矿工、建筑工人、消防队员等身体活动水平较高的人群，在日常工作中有大量的体力活动，都会经常出汗而增加水分的丢失，要注意额外补充水分，同时需要考虑补充淡盐水。

如何判断缺水？

体内水的平衡，包括摄入和排出两大部分。出现口渴和少尿已经是身体明显缺水的信号。

日常大家判断自己缺水与否，最简单的办法是看尿液的颜色。随着机体失水量的增加，除了口渴外，尿少，尿呈深黄色，因此观察尿液颜色通常也被用做特殊作业环境下判断机体缺水的方法。正常尿的颜色是略带黄色透明或白色，机体缺水时候，尿液也将逐渐加深。

在正常的生理条件下，人体通过尿液、粪便、呼吸和皮肤等途径丢失水。随着水的不足，会出现一些症状（如表2-5-4）。当失水达到体重的 2% 时，会感到口渴，出现尿少；失水达到体重的 10% 时，会出现烦躁、全身无力、体温升高、血压下降、皮肤失去弹性；失水超过体重的 20% 时，会引起死亡。

表2-5-4　体内失水程度与相应症状

体重下降程度（%）	症状
1	开始感到口渴，影响体温调节功能，并开始对体能发生影响
2	重度口渴，轻度不适，压抑感，食欲减低
3	口干，血浓度增高，排尿量减少
4	体能减少 20%~30%
5	难以集中精力，头痛，烦躁，困乏
6	严重的体温控制失调，并发生过度呼吸导致的肢体末端麻木和麻刺感
7	热天锻炼可能发生晕厥

【对特殊人群的建议】

儿童青少年

• 从小培养儿童青少年养成清淡饮食的习惯，应少喝或不喝含糖饮料，少吃高油、高糖食品。

• 儿童青少年正处于生长发育阶段，各脏器功能还不完善，此时饮酒对机体的损害甚为严重。

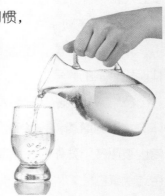

孕妇乳母

• 孕妇乳母不能饮酒。

• 孕期饮酒可能会对胎儿发育带来不良后果，酗酒更会导致胎儿畸形。酒精会通过乳汁影响婴儿健康，进而影响孩子的某些认知障碍，如注意力不集中和记忆障碍等。

老年人

• 老年人神经系统退化，不能感觉渴才喝水，要少量多次足量饮水。

• 吃盐过多可导致高血压，年龄越大危害越大，因此更要减盐。

• 对已经患有高血压的老年人，除了少吃盐、可以选择低钠盐之外，更要注意"隐性钠"的问题。

推荐六　杜绝浪费，兴新食尚

【提要】

食物是人类获取营养、赖以生存和发展的物质基础。勤俭节约是中华民族的传统美德。食物资源宝贵，来之不易。我们应尊重劳动，珍惜食物，杜绝浪费。

我国拥有悠久的饮食文化，优良的饮食文化是实施平衡膳食强有力的支撑。新食尚鼓励膳食营养平衡、文明餐饮、不铺张浪费、回家吃饭、饮食卫生等优良文化的发展和传承；提倡家庭应按需选购食物，定量备餐；集体用餐时采取分餐制和简餐，文明用餐，反对铺张浪费；新食尚还倡导人人应注意饮食卫生、在家吃饭，与家人一起分享食物和享受亲情，以节俭低碳为美德。

食物选购是营养与食品卫生的关键环节，选择新鲜卫生的食物是预防食源性疾病的根本措施，学会阅读食品标签可以帮助包装食品的选择。合理储藏食物、采用适宜的烹调方式，是提高饮食卫生水平，保障营养和健康。

【关键推荐】

◎ 珍惜食物，按需备餐，提倡分餐不浪费。

◎ 选择新鲜卫生的食物和适宜的烹调方式。

◎ 食物制备生熟分开、熟食二次加热要热透。

◎ 学会阅读食品标签，合理选择食品。

◎ 回家吃饭，享受食物和亲情。

◎ 传承优良文化，兴饮食健康新风。

 【解读】

1. **要知盘中餐，粒粒皆辛苦**

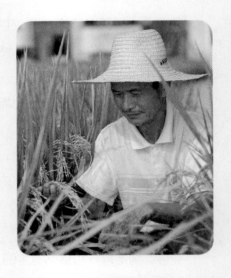

"一粥一饭，当思来之不易；半丝半缕，恒念物力维艰"。这句古训传达的是对勤俭的倡导，对奢靡的摈弃。一粒种子，需要经过辛劳耕耘、播种、灌溉、收割，才能孕育为粮食，走上我们的餐桌。无数人付出的辛勤劳动，才能让我们享受舌尖上的美味，从食物中获得营养。我们应该珍惜粮食、珍惜食物、尊重为我们生产和制作食物的人。

我国人多地少，人均食物资源并不丰富，而且粮食供需总量长期保持紧平衡，但是我国食物浪费现象广泛存在。调查发现，家庭食物浪费的原因主要有：

（1）收入水平：高收入家庭人均食物浪费量是低收入家庭的 3.8 倍。

（2）年龄：年轻人显著高于老年人。

（3）意识和态度：节约食物资源的意识薄弱。

（4）过量购买：点餐过量、购买食物过量，或储存不当。

（5）社会氛围：全社会制约浪费的有效机制以及全民节约意识没有形成。

杜绝浪费的社会效益？

节约资源不浪费对整个国家整体发展益处多，百姓也会从中受益。我国每年浪费的食物高达 1.2 亿吨，相当于 2.76 亿亩农田种出的食物都被丢进了垃圾箱，占到全国农作物播种面积的

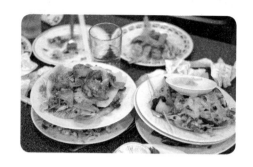

11.6%。如果杜绝这些浪费：

（1）养活贫困人口：这些粮食可以养活我国所有贫困人口。

（2）降低食品价格：如果谷物、水果蔬菜、肉类和水产品的消费环节减少 1% 的浪费，这四类农产品的国内价格将会分别下降 2.5%、5.2%、2.1% 和 4.6%。

（3）改善生态环境：如没有以上浪费，我国一年可以省下 459 万吨化肥和 316 亿吨农业用水。

（4）减少雾霾：浪费产生大量垃圾，处理垃圾所需要的能源和人力消耗增加。节约会大大改善雾霾形成。

（5）可持续发展：勤俭节约美德使得民族和家庭更和谐，社会的可持续发展更容易。

2. 从我做起，对舌尖上的浪费说"不"

"民以食为天"，食物对于国家、家庭和个人都是最重要的。我们要从现在做起，从自己做起，尽可能减少食物浪费。

按需选取食物

采购食物前做好计划，比如考虑几个人吃，每个人的饭量、喜好，以及多少天吃完。容易变质的食物应少量购买，并且依据食物特性选择适宜的储藏方式。

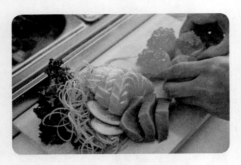

小份量

一般来说，一盘纯肉热菜或冷盘的重量约为 150 克；一盘素菜或荤素搭配的菜肴约为 300 克。一家三口一餐准备三菜一汤即可满足需求。一次烹饪的食物不宜太多，应根据就餐成员的数量和食量合理安排。

温馨提示：小份量不仅能减少食物浪费，还是实现食物多样化膳食平衡的有效方法。

剩菜新吃

在家庭用餐后，如果剩余饭菜实在难以避免，扔掉便成为浪费。首先应冷藏保存，再次利用剩饭最好是直接加热食用，但有些食物也可以加入其他食材制成新的菜品，以提高口感。

（1）米饭：可以做成稀饭、与剩菜一起做蔬菜粥，或炒饭。

（2）瓜果、根茎类蔬菜：可以加入肉类再次做成新菜肴。

（3）叶菜类：烹饪过的叶菜类能量低，最好一次吃掉。熟的叶菜不宜储存。

（4）肉类：可以把大块变成小块肉或者肉丝，加入新鲜蔬菜再次入锅成为新菜；还可以与米饭一起烹饪做成炒饭。

温馨提示：剩饭菜一定要在加热后食用。叶菜类不宜储存和再次加热，应一次吃掉。

3. 回家吃饭是一种幸福

爱与被爱、事业亨通、身体健康……都是一种幸福。有人等你回家吃饭，更是一种美好的感觉！最温馨最美好的时光，莫过于劳碌一天后合家围桌晚餐，享受天伦之乐。

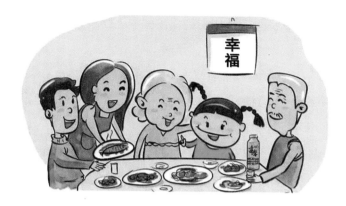

　　回家吃饭是传承中华饮食文化的桥梁。家庭是传承尊老爱幼、良好饮食文化传统的最佳场所。家庭教育是整个国家教育事业的重要组成部分，"饭桌"是传承饮食文化和食育的最佳时机。

在家吃饭让全家人受益

　　（1）健康饮食：在家烹调有助于实践少盐少油的清淡口味饮食。同时还能有效控制饭菜的食用量，合理搭配各类食物。研究证明，经常在家吃晚饭的9~14岁的孩子，可以摄入更多的蔬菜水果、更少的油炸食品，这样的饮食更健康。

　　（2）情感沟通：餐饮有着浓厚的家"情"文化和家"礼"色彩，一家老少餐饮团聚，饭菜好，"情"也在其中，所以家庭身教是饮食礼仪的最好行为。研究表明，经常在家吃饭的孩子不容易心情低落或饮食紊乱。如果孩子有规律地和父母一起吃饭，就会更早发现问题、改善不良情绪。

　　（3）家风传递：个体从家庭走向社会，家风的影响亦会随之远播，成为社会风气和饮食文化整体提升的力量之源。在家的时间除了睡觉之外，全家人聚在一起做的最多的事情就是进餐，因此，餐桌就成为了家风传递的主要场所。

　　（4）尊老爱幼

　　1）陪伴儿童进餐：饭桌上，家长可以了解孩子对食物、味道的喜恶，进而调整烹饪方法或及时纠正和引导儿童健康的饮食习惯。

2）陪伴老年人进餐：饭桌上，了解老人胃口好坏，了解最近食物摄入多少，是了解老人健康情况的重要指标。照顾年长老人、陪伴老人进餐，是晚辈的责任和义务。

> **温馨提示：** 回家吃饭全家受益，特别是对孩子的性格培养和身体发育更能健康发展。

4. 分餐，不仅仅是口号

分餐或份餐是养成良好的饮食习惯、兴新食尚的开始。无论是学校还是家庭，都应当按科学的饮食原则进行合理分餐，每人一份，搭配合理，荤素均衡，更易于控制进餐食物份量。若长期坚持，不仅能够培养人们健康的饮食习惯，还可以减少食物浪费和疾病传播，一举多得。

贴士：

中华饮食文化源远流长，分餐制也是中华民族的饮食传统，而非西餐所独有。我国分餐制的历史一直可以追溯至远古时期。早在周秦汉晋时代，就已实行分餐制了。从出土的汉墓壁画、画像石和画像砖中，均可见到席地而坐、一人一案的宴饮场景。即便只有两人，也是分案而食。

分餐制的优点

（1）预防经口传播疾病：避免共同用餐时个人使用的筷子、勺子接触公众食物，经口、唾液传播一些传染性疾病。

（2）定量取餐、按需进食，保证营养平衡：特别是对于儿童，学习认识食物、熟悉量化食物，也有助于良好饮食习惯的养成。

温馨提示： 定量分餐，也是避免浪费和保障饮食卫生的重要方式。

（3）节约粮食，减少浪费：聚餐场合或在外就餐时（家宴、宴请、会餐等等）往往会过量购买和过量备餐，如分餐便可以按量取舍，剩余饭菜还可以打包带走。

5. 饮食卫生，食物营养的卫兵

从食物的生产到餐桌，任何一个环节都可能发生食物污染和不卫生的情况。如何预防呢？

吃新鲜食物——健康加美味

不要忘记选择新鲜食物！选择当地当季或储藏期短的食物，一般都较新鲜。新鲜食物水分多，营养也充足。储存时间过长，就会由于自身内部的化学反应以及微生物的生长繁殖而发生变化。如某些细菌、霉菌大量生长繁殖产生毒素，食物中的油脂氧化发生酸败，某些食物成分分解产生有害成分，新鲜蔬菜存放在潮湿和温度过高的地方产生亚硝酸盐等。

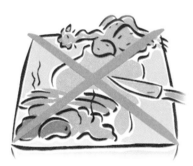

吃卫生的食物——远离有害物

温馨提示： 只有保障食物的安全，才能更好地从食物中获得营养，促进健康。

卫生的食物就是指食物干净，无污染无可见腐烂、包装无破损；食用时食物需充分加热等等有防范措施保障，防止各种有害物质通过食物进入人体危害健康。如果食物被细菌、寄生虫、病毒、化学物质等污染，食用后就会导致食源性疾病。食源性疾病最常见的症状是腹痛、呕吐和腹泻，应及时处理或就医。

掌握"火候"保安全营养

适当温度的烹调可以杀死几乎所有的致病性微生物。研究表明，烹调食物达到 70℃或以上时，有助于消灭多数微生物。在对食物卫生状况没有确切把握的情况下，彻底煮熟食物是保证饮食安全的一个有效手段，尤其对于畜、禽、蛋和水产品等微生物污染风险较高的食品。

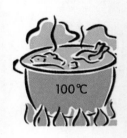

关键措施：①掌握时间，确保食物煮熟。②用专用食物温度计检查中心温度是否达到 70℃以上。确保食物温度计不接触骨头或容器的内侧；为了避免生熟食物的交叉污染，每次用完温度计后一定要经过清洁和消毒。③二次加热要热透。

6. "食"新鲜靠五官

选购食物时应该如何辨别食物是否新鲜呢？实际上，我们的感官，也就是眼、鼻、耳、舌、手就可以帮助你。通过用眼睛看、鼻子嗅、耳朵听、用口品尝和用手触摸等方式，能够对食物的色、香、味和外观形态进行综合性的鉴别和评价。

畜禽肉类

鲜肉的肌肉有光泽、颜色均匀、脂肪白色（牛、羊肉或为淡黄色），外表微干或微湿润、不黏手，指压肌肉后的凹陷立即恢复，具有正常气味。

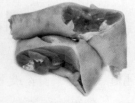 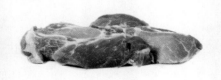

新鲜猪肉　　　　不新鲜猪肉

不新鲜肉的肌肉无光泽，脂肪灰绿，外表极度干燥或黏手，指压后的凹陷不能复原，留有明显痕迹，可能有臭味。

不新鲜禽类眼球干缩、凹陷，角膜混浊污秽，口腔上带有黏液，体表无光泽，皮肤表面湿润发黏，肉质松散、呈暗红、淡绿或灰色。

蛋类

鲜蛋的蛋壳坚固、完整、清洁、常有一层粉状物，手摸发涩，手感发沉，灯光透视可见蛋呈微红色。不新鲜蛋的蛋壳呈灰乌色或有斑点、有裂纹，手感轻飘，灯光透视时不透光或有灰褐色阴影。打开常见到黏壳或者散黄。

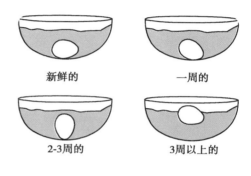

在室温下的一天，相当于一个鸡蛋在冰箱一周内的时间，所以尽量选购冷藏鸡蛋，购买后也要冷藏。

鱼类

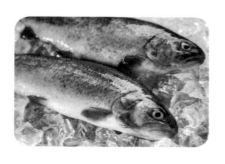

鲜鱼的体表有光泽，鳞片完整、无脱落，眼球饱满突出，角膜透明清亮，鳃丝清晰呈鲜红色，黏液透明，肌肉坚实有弹性。

不新鲜的鱼体表颜色变黄或变红，眼球平坦或稍陷，角膜浑浊，鳃丝粘连，肌肉松弛、弹性差，腹部膨胀，更甚者有异臭气味。

奶类

新鲜奶为乳白色或稍带微黄色，呈均匀的流体，无沉淀、凝块和机械杂质，无黏稠和浓厚现象，具有特有的乳香味，无异味。

不新鲜的奶从表面看为浅粉红色或显著的黄绿色，呈稠而不匀的溶液状，有致密凝块或絮状物，有明显的异味。如果加热则变成豆腐渣样，那就更容易识别。

酸奶、奶酪比较耐储藏，但酸奶和奶酪其实始终处于发酵过程中，尽管这种变化很慢，但时间太长了也会变酸、变质。所以需要冰箱储存。

豆腐

新鲜豆腐呈均匀的乳白色或淡黄色，稍有光泽，具有豆腐特有的清香，块形完整，软硬适度，有一定的弹性，质地细嫩，无杂质。

不新鲜豆腐呈深灰色、深黄色或者红褐色，表面发黏，有馊味等不良气味，块形不完整，组织结构粗糙而松散，触之易碎，无弹性，有杂质。

这些食物也可能有毒！

- **毒蕈**：毒蕈又称毒蘑菇，是指食后可引起中毒的蕈类。在我国目前已鉴定的蕈类中，可食用蕈近300种，有毒蕈类约有100种，可致人死亡的至少有10种。
- **有毒贝类**：织纹螺、紫贻贝、扇贝等贝类，可以富集海水中某些藻类毒素而具有毒性，尤其是在"赤潮"发生时，应禁止采集、出售和食用贝类。
- **未成熟和发芽马铃薯**。
- **未熟的四季豆**。
- **鲜黄花菜**：含有秋水仙碱，食用者可以引起中毒。
- **河豚**：河豚的内脏含有一种神经性毒素，摄入后可以致人死亡。
- **含氰苷的食物**，如木薯的块根、苦杏仁、苦桃仁等果仁中含量比较高。

7. 冰箱不是"保险箱"

食物合理储存的主要目的是保持新鲜，避免污染。对于不同食物应有相应的储藏方式。

（1）粮食、干果类食品储藏原则：低温、避光、通风、干燥。例如，

袋装米面可在取后将袋口扎紧，并存放在阴凉干燥处。经常采取的措施是防尘、防蝇、防鼠、防虫及防止霉变。

（2）肉类、水产品、水果、蔬菜、奶制品及豆制品储藏原则：根据食物特性和标明的储存条件存放，并在一定期限内吃完，避免食物不新鲜

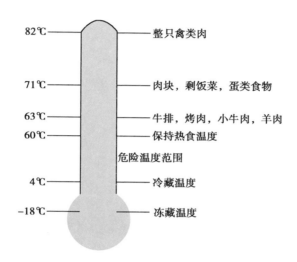

82℃	整只禽类肉
71℃	肉块，剩饭菜，蛋类食物
63℃	牛排，烤肉，小牛肉，羊肉
60℃	保持热食温度
危险温度范围	
4℃	冷藏温度
−18℃	冻藏温度

图 2-6-1　安全烹饪和储藏食物的温度

或变质。例如，肉类可以切成小块分别装袋后放入冰箱冷冻室，食用时取出一袋即可。

一般低温储藏分为冷藏和冷冻。常用冰箱的冷藏温度是4~8℃,冷冻温度为 −23~−12℃。4~60℃是食物容易发生变质的危险温度范围，应尽可能地减少食物在此温度范围的时间。

冷藏或冷冻食物只可以减

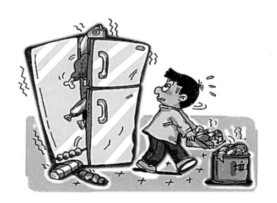

温馨提示：无论是冰箱、案板，生熟食品都要独立和区分开。

> **贴士：**
>
> **冰箱储存食物的建议**
> - 不要塞太满，冷空气需要足够的循环空间来保证制冷效果。
> - 生熟食物别混放，熟食在上，生食在下。
> - 剩饭菜在冰箱中存放后尽快吃完，重复加热不能超过一次。
> - 定期检查冰箱，发现食物有变质腐败迹象要马上清除。
> - 定期清洗冰箱，擦洗冰箱内壁及各个角落。

慢细菌的生长速度，但部分微生物仍能生长。因此，并非将食物放入冰箱内便是一劳永逸了，冰箱并不是"保险箱"。

8. 购买食品先读懂食品标签

在预包装食品（即通常所说的包装食品）外包装上的食品标签通常标注了食品的生产日期、保质期、配料、质量（品质）等级等，可以告诉消费者食物是否新鲜、产品特点、营养信息等。因此，购买食物时要注意食物标签，特别是以下几个方面的信息：

日期信息和储存条件

包装食品上的日期信息包括生产日期和保质期两个方面。购买时尽量选择生产日期较近的，不购买超过保质期的食品。在保质期内的产品，要看食物是否在标示的储存条件下存放，如标签要求冷藏的，卖家却放在常温下，这种食品最好不要购买。

配料表

按照"食物用料量递减"的标示原则，食品配料表按序标示了食品的原料、辅料、食品添加剂等信息。所有使用的添加剂种类必须在配料表中标示出来，购买选择时应予关注。如"氢化植物油"、"植物奶油"、"植物黄油"、"人造黄油"、"蔗糖"、"果糖"、"盐"、"起酥油"等都可在其中看到。

营养标签

标签上的"营养成分表"，显示该食物所含的能量、蛋白质、脂肪、碳水化合物、钠等食物营养基本信息，有助于了解食品的营养组分和特征。购买食品看标签，让营养标签成为科学选择食品的好帮手。

某饼干的营养标签如图2-6-2。

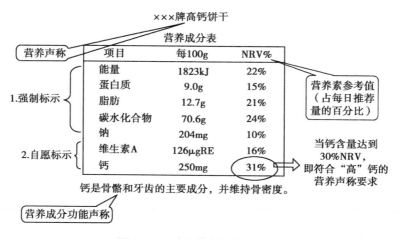

图 2-6-2　食品营养标签示意图

根据《预包装食品营养标签通则（GB 28050—2011）》的规定,能量、蛋白质、脂肪、碳水化合物和钠是营养成分表强制标示的内容。如果预包装食品的配料中含有或生产过程中使用了氢化和（或）部分氢化油脂时，在营养成分表中还应标示出反式脂肪（酸）的含量。

买食品，学看营养标签，就会逐渐了解食品中油、盐、糖的含量，并做到聪明选择、自我控制。

读营养标签，关注这些词：

无糖	无盐	无脂
低糖	低盐	低脂
减少糖	减少盐	减脂

9. 不能忽视的食物过敏

部分人群会对某类食物或食物中的某些成分发生过敏反应，通常累及呼吸道、皮肤和消化道，称为食物过敏。虽然食物过敏只影响小部分人群，但它对这类特定人群可能造成较大的危害，因此也作为食品安全的一个重要方面。

我国食品安全国家标准《预包装食品标签通则（GB 7718—2011）》中，列出了常见的八类过敏原，包括：

- 含有麸质的谷物及其制品（如小麦、黑麦、大麦等）。
- 甲壳纲类动物及其制品（如虾、蟹等）。
- 鱼类及其制品。
- 蛋类及其制品。
- 花生及其制品。
- 豆类及其制品（如大豆、豌豆、蚕豆等）。
- 乳及乳制品（如牛奶、山羊奶等）。
- 坚果及其果仁类制品（如杏仁、胡桃、榛子和腰果等）。

因此，有家族过敏史或者既往有过敏经历的人群，购买食物时，应注意避免摄入相应食物。预包装食品配料表或者标签上的过敏原信息标示很重要。如配料表中标示的牛奶、鸡蛋粉、大豆等；在邻近配料表的位置如："含有……"、"可能含有……"、"此生产线也加工含有……的食品"等。既往有食物过敏史的消费者购买预包装食品时，应注意以上有关信息。

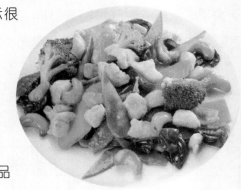

10. 从我做起，兴新食尚

饮食行为看起来只是个人或家庭的行为，但它在无形中会影响着整个民族健康和社会文明。膳食营养平衡、饮食卫生、节约勤俭、不浪费食物、文明餐饮是传承和发扬优良饮食文化的关键点，也是身体健康的重要保障。从我做起，从现在做起，我们的饮食要做到：

- 平衡膳食，饮食卫生。

- 珍惜食物不浪费。

- 倡导简餐、定量份餐。

- 文明餐饮，有礼有仪。

- 不购买和食用国家保护动植物。

- 自己动手，与家人一起吃饭，享受烹调乐趣与家庭温情。

- 用自己餐具吃饭，减少一次性餐具的使用。

良好的就餐环境包括家庭，单位、社会餐饮，全社会都应该支持和创造良好饮食文化和平衡膳食的创建和支撑，为人人健康、健康中国贡献力量。

贴士：

我国的法律规定，保护珍惜的野生动植物是每个公民应尽的义务。为了保护生态环境和珍稀物种的繁衍，更是为了保护自己的身体健康，拒绝买卖、食用任何受保护的动植物。

 【 **对特殊人群的建议** 】

婴幼儿

- 协助幼儿自己进食，培养进餐兴趣。

- 进餐时不看电视、不玩玩具。

- 进餐时与婴幼儿充分交流。

- 不以食物作为奖励或惩罚。

- 父母应保持自身良好饮食习惯，成为婴幼儿的榜样。

儿童青少年

- 认识食物和学习营养知识。

- 参与食物的准备和烹饪。

- 进餐时不看电视、不玩玩具。

- 节约不浪费。

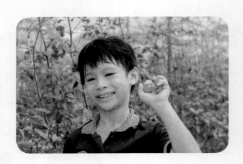

老年人

- 与子女或朋友一起愉悦就餐。

- 教导孩子认识食物，不浪费食物。

- 以身作则培养家人健康饮食行为。

- 传承优良饮食文化和餐桌礼仪。

第三部分

如何实践平衡膳食

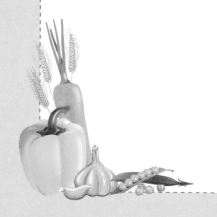

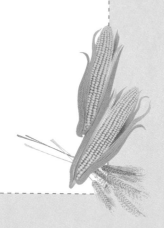

为了方便理解和掌握平衡膳食的理念，实践《中国居民膳食指南》中对食物选择和平衡膳食的关键性推荐，我们设计了三个可视化图形来形象直观地说明平衡膳食模式的各类食物推荐量。包括《中国居民平衡膳食宝塔》、《中国居民平衡膳食餐盘》和《中国儿童平衡膳食算盘》（以下简称膳食宝塔、膳食餐盘和膳食算盘）。希望通过对这些图形的认识，了解膳食指南的核心内容，掌握关键推荐和知识。

要把膳食平衡落实到每天的实际生活中，确实不那么容易；即使按照膳食指南建议的"一段时间"的膳食平衡，仍有一些人难以做到。除了知识和意识上的差异，一些客观原因也常常成为实践平衡膳食的障碍如工作忙碌、出差、一个人生活等原因，有的人一周中常会多次的"随意"解决饱腹感。还有些人常常因为各种缘由的聚会，而"任性"的大吃大喝。一些青少年因主观因素更加"难以更改"，例如认为某几种食物有"营养"或"喜欢"，就天天食用，而放弃掉其他食物。久而久之，形成不好的饮食习惯，进而影响到营养状况和健康。

本章先介绍了实践平衡膳食三部曲：识图、"量化"食物 和膳食搭配，另外设计了一餐、一天、一家人的各种膳食组合，希望大家能通过对指南的学习，从一餐的饭菜、一天膳食安排做起，"跟我学"，然后多次练习、成为自己的习惯，保障自己和家人的膳食平衡和健康。

一、平衡膳食模式和图示

1. 中国居民平衡膳食宝塔

膳食宝塔是中国居民膳食指南核心内容的具体体现。是在结合我国居民营养健康状况和平衡膳食原则的基础上，把推荐食物的种类、重量和膳食比例转化为图形来表示，以便于记忆和执行。

膳食指南推荐的各大类食物的每日平均摄入量、运动量和饮水量，构成了平衡的膳食模式，这个模式能最大限度的同时满足对能量和营养素需要量的要求。膳食宝塔上标注的"量"，是针对轻体力活动水平的健康成年人而制定，对其他人群的建议量可以看前面章节的内容。

中国居民平衡膳食宝塔（2016）

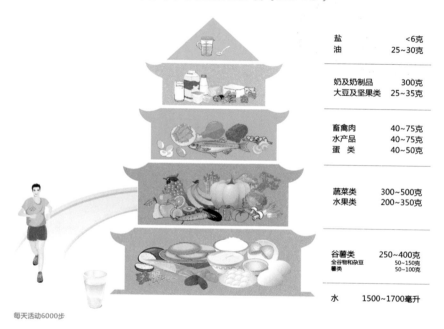

盐	<6克
油	25~30克
奶及奶制品	300克
大豆及坚果类	25~35克
畜禽肉	40~75克
水产品	40~75克
蛋 类	40~50克
蔬菜类	300~500克
水果类	200~350克
谷薯类	250~400克
全谷物和杂豆	50~150克
薯类	50~100克
水	1500~1700毫升

每天活动6000步

膳食宝塔共分5层，宝塔各层面积大小不同，体现了五类食物推荐量的多少；宝塔旁边的文字注释，提示了在能量需要量1600~2400千卡之间时，一段时间内健康成年人平均到每天的各类食物摄入量范围。若能量需要量水平增

温馨提示：所有食物推荐量都是以原料的生重可食部来计算的。

加或减少，食物的摄入量也会有相应变化。膳食宝塔还包括身体活动量、饮水量的图示，强调增加身体活动和足量饮水的重要性。

第一层是谷薯类食物

谷类包括小麦、稻米、玉米、高粱等及其制品，如馒头、烙饼、米饭、玉米面饼、面包、饼干、麦片等。薯类包括马铃薯、红薯等。杂豆包括大豆以外的其他干豆类，如红小豆、绿豆、芸豆等。

杂豆本不是谷类，主要是因为我国有把杂豆类当做"主食"的习惯，也常常"整粒"食用，与全谷物特征一致。全谷物保留了天然谷物的全部成分，是膳食纤维、B族维生素、矿物质及其他营养素的来源。我国传统膳食中整粒的食物常见的有小米、玉米、荞麦、燕麦等均为全谷物食品。

谷薯类是膳食能量和碳水化合物的主要来源。一段时间内（如一周），成人每人每天平均摄入谷薯杂豆类应在 250~400 克之间，其中全谷物和杂豆类共 50~150 克；新鲜薯类 50~100 克。一般来说，米饭的能量是新鲜薯类能量的 1.5~2.0 倍左右。

第二层是蔬菜水果类

蔬菜包括嫩茎、叶、花菜类、根菜类、鲜豆类、茄果瓜菜类、葱蒜类及菌藻类、水生蔬菜类等；每类蔬菜提供的营养素略有不同。深色蔬菜是指深绿色、深黄色、紫色、红色等有颜色的蔬菜，有色蔬菜的植物化学物和微量营养素含量较高。

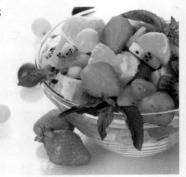

水果包括仁果、浆果、核果、柑橘类、瓜果、热带水果等。建议吃

新鲜水果，在鲜果供应不足时可选择一些含糖量低的干果制品和纯果汁。新鲜水果提供多种微量营养素和膳食纤维，蔬菜和水果各有优势，虽放在一层，但不能相互替代。很多人不习惯摄入水果，或者摄入量很低，应努力把水果作为平衡膳食的重要部分，多吃水果。

　　蔬菜和水果类是微量营养素和植物化学物的良好来源，膳食指南鼓励多多摄入这两类食物。多吃蔬菜水果还是控制膳食能量摄入的良好选择。推荐成人每人每天的蔬菜摄入量范围300~500克，深色蔬菜每天应达到1/2以上；水果200~350克。

　　第三层是鱼、禽、肉、蛋等动物性食物

　　常见的水产品是鱼、虾、蟹和贝类，蛋类包括鸡蛋、鸭蛋、鹅蛋、鹌鹑蛋、鸽蛋及其加工制品。肉类食品包括猪肉、牛羊肉、禽肉。此类食物富含优质蛋白质、脂类、维生素和矿物质。

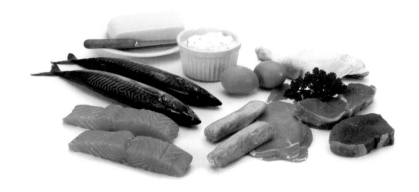

　　尽管新鲜的动物性食品是优质蛋白质、脂肪和脂溶性维生素的良好来源，但由于肉类食物脂肪高、能量高，食用应适量。推荐每天鱼、禽、肉、蛋的摄入量共计120~200克之间。有条件可以优选水产品、禽类和鸡蛋，畜肉最好选择瘦肉，少吃加工类肉制品。

　　第四层是奶类、大豆和坚果类

　　乳制品多种多样，包括液态奶、酸奶、奶酪、奶粉等；大豆类包括黄豆、黑豆、青豆，其常见的制品有豆浆、豆腐、豆腐干及千张等。乳类和大豆类是鼓励多摄入的食物。

乳类和大豆类是蛋白质和钙的良好来源，也是营养密素度高的食物。推荐成人每天应摄入相当于鲜奶300克的奶类及奶制品。推荐大豆和坚果制品每日摄入25~35克。

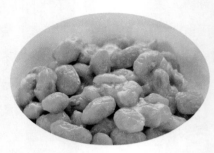

坚果包括花生、瓜子、核桃、杏仁、榛子等，由于坚果的蛋白质含量与大豆相似，富含必需脂肪酸和蛋白质，作菜肴、零食等都是实现食物多样化的良好选择。建议每周摄入坚果70克（每天10克）。

第五层是烹调油和盐

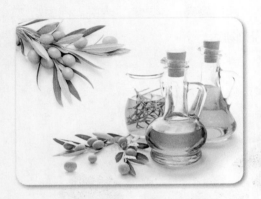

第五层为烹调油和盐，烹调油包括各种动植物油。植物油包括花生油、大豆油、菜籽油、芝麻油等。动物油包括猪油、牛油、黄油等。烹调油要多样化，经常更换种类，食用多种植物油以满足人体对各种脂肪酸的需要。食盐有碘盐和其他类型的盐。作为与慢性病相关的膳食因素，限制盐的摄入水平是我国防控高血压、心血管病等慢病高发的长期目标。应尽量减少油盐的使用。推荐每天烹调油不超过25~30克，食盐摄入量不超过6克。

运动和饮水

身体活动能有效地消耗能量，促进能量平衡和保持身体健康。鼓励养成天天运动的习惯，坚持一周5天中等体力强度活动，每次30分钟，如骑车、游泳等。成年人每天主动进行相当于6000步以上的身体活动，骑车、跑步等。

水是食物消化吸收和营养素输送的载体，饮水不足会对人体健康带来危害。成年人每天至少饮水 1500~1700 毫升（约 7~8 杯），在高温或强体力劳动的条件下，还需要适当增加。膳食中水如食物中的水，汤、粥、奶等，每天共计水摄入应在 2700~3000 毫升之间。

2. 中国居民平衡膳食餐盘

平衡膳食餐盘同样是膳食指南核心内容的体现，膳食餐盘描述了一餐膳食的食物组成和大致重量比例，形象直观地展现了平衡膳食的合理组合与搭配。餐盘分成谷薯类、鱼肉蛋豆类、蔬菜、水果等四部分，蔬菜和谷物比重所占的面积最大，占重量约 27%~35%，提供蛋白质的动物性食品所占面积最少，约占总膳食重量的 15% 左右，餐盘旁牛奶杯提示了奶制品的重要性。餐盘适用于 2 岁以上的健康人群。

按照餐盘的食物比例来搭配膳食，易于达到营养需要。餐盘上各类食物的比例展示简洁、直观明了，易于我们理解日常餐盘里膳食搭配的构成。有助于消费者认识膳食中的谷物、蔬菜和水果等植物性食物为主体，以及奶制品的重要性。

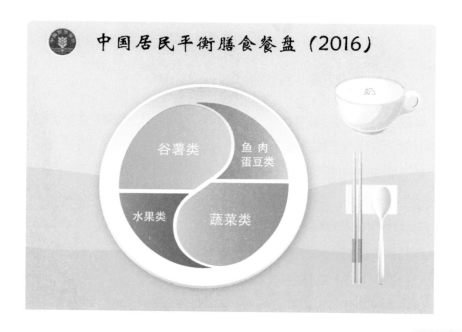

3. 中国儿童平衡膳食算盘

平衡膳食算盘是儿童膳食指南核心推荐内容的体现，简单勾画了儿童平衡膳食模式的合理组合搭配和食物摄入基本份数。平衡膳食算盘适用于所有儿童，其食物份量适用于中等身体活动水平下 8~11 岁儿童。

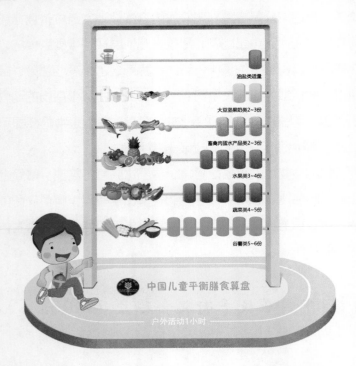

算盘用色彩来区分食物类别，用算珠个数来示意膳食中食物份量。算盘分 6 层，从下往上依次为：

桔色算珠代表摄入谷物（5~6 份）；

绿色代表蔬菜（4~5 份）；

蓝色代表水果（3~4 份）；

紫色代表动物性食品（2~3 份）；

黄色代表大豆和奶制品（2~3 份）；

红色代表油盐。

儿童身跨水壶跑步，表达了鼓励喝白开水，不忘天天运动、积极锻炼身体的推荐。

二、定量估计食物摄入量

为了更好地帮助大家实践平衡膳食，实现指南推荐目标和数量，食物标准份可以帮助大家比较轻松的记忆和应用，还能帮助快速估算食物量。

食物的标准份量通过统一的"重量"来确定的。通常我们说"一份食物"大小不一，而膳食指南的"标准份量"根据食物的能量或者蛋白质等量进行互换，再根据食物的类别和营养特点，来规定不同类别的食物份量基准值。所以，同类食物中主要营养素是一样的，不同类别的食物标准份量的数值有大有小，如一份蔬菜是 100 克,而一份（一杯）牛奶是 200~250 克。

我们通常一次消费的食物量会含有几个食物份，如 1 份馒头，2 份蔬菜等。所以可用标准份量值 × 摄入的份数来计算某类食物的一天摄入量。

食物量是实施平衡膳食的关键，应学会估计食物重量或份数。当没有称量器械的时候，可以用量具或者双手来估计食物重量。食物份量的标准物品、参考手势和食物的种类信息见表 3-1-1 和表 3-1-2，食物份量基准及换算表见表 3-1-3。

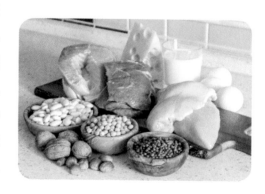

1. 标准份量有什么用？

（1）学习估量：可以通过家庭常用的小碗，瓷勺，长玻璃杯，乒乓球等来作为标准量具估算一份食物的大小；还可结合自己的拳头、手掌心、手捧等手势来估算食物的份量,这样方便记忆和使用,容易对食物"量化"。

（2）同类互换：选定米饭、青菜、瘦猪肉等常吃的食物作为代表性食物,并规定了具体的数量作为"份量"基准,每组食物就有了"标准份量"。代表性食物可以互换,如油菜和叶菜类的对等互换,大豆和豆腐、豆浆的互换等,便于估计食物重量。

（3）估计摄入量:估算食物摄入量是标准份量设置的目标。 相对准确的估计一餐食物重量,也可以估算出一天膳食食物的总量和能量,这样可更好的实施平衡膳食指南。

2. 一份食物是多少?

食物的标准份,是按照同等能量或者同等蛋白质等计算出来的,不同的食物标准份量不同。

表 3-1-1　标准量具的定义和用途

参照物	规格和尺寸	用途
11cm / 5.3cm	11 厘米直径，直口碗	一碗，主要用于衡量主食类食物的量
22.7cm	22.7 厘米直径，浅式盘	一盘，主要用于衡量副食的量
5.9cm / 12.5cm / 14.4cm	250 毫升，圆柱形杯子	一杯，主要用于衡量奶、豆浆等液体食物的量
4.6cm / 12.6cm	10 毫升，瓷勺	一勺，衡量油、盐的量
乒乓球	乒乓球	一球，比较鸡蛋、奶酪和肉的大小
网球	网球	比较水果的大小

表 3-1-2　参考手势的定义和用途 *

参照物	规格和尺寸	用途
	两手并拢，一捧可以托起的量	双手捧，衡量蔬菜类食物的量
	一只手可以捧起的量	单手捧，对于大豆、坚果等颗粒状食物
	食指与拇指弯曲接触可拿起的量	一把，衡量叶茎类蔬菜的量；一手抓起或握起的量，衡量水果的量
	一个掌心大小的量	一个掌心，衡量片状食物的大小
	五指向内弯曲握拢的拳头大小的量	一拳，衡量球形、块状等食物的大小
	两指并拢的长和宽	两指，衡量肉类、奶酪等

* 以中等身材成年女性的手为参照

表 3-1-3　每类食物的标准份

食物类别	克 / 份	能量（千卡）	备注
谷类	50~60	160~180	面粉 50 克 =70~80 克馒头 大米 50 克 =100~120 克米饭
薯类	80~100	80~90	红薯 80 克 = 马铃薯 100 克 （能量相当于 0.5 份谷类）

续表

食物类别		克/份	能量（千卡）	备注
蔬菜类		100	15~35	应注意甜菜、鲜豆类等高淀粉类蔬菜能量的不同，每份的用量应减少。
水果类		100	40~55	100克梨和苹果，能量相当于高糖水果如枣25克，柿子65克。
畜禽肉类	瘦肉（脂肪含量≤10%）	40~50	65~80	瘦肉的脂肪含量 <10% 肥瘦肉的脂肪含量10%~35% 肥肉、五花肉脂肪含量一般超过50%。
	肥瘦肉（脂肪含量11%~35%）	20~25	65~80	
水产品	鱼类	40~50	50~60	鱼类蛋白质含量15%~20%，脂肪1%~8% 虾贝类蛋白质含量5%~15%，脂肪0.2%~2%
	虾贝类		35~50	
蛋类（含蛋白质7克）		40~50	65~80	鸡蛋50克
大豆类（含蛋白质7克）		20~25	65~80	黄豆20克＝北豆腐60克＝南豆腐110克＝内酯豆腐120克＝豆干45克＝360~380毫升豆浆
坚果类（含油脂5克）		10	40~55	淀粉类坚果相对能量低，如葵花籽仁10克＝板栗25克＝莲子20克（能量相当于0.5份油脂类）
乳制品	全脂（含蛋白质2.5%~3%）	200~250毫升	110	200毫升液态奶=20~25克奶酪=20~30克奶粉 全脂液态奶脂肪含量约3% 脱脂液态奶脂肪含量<0.5%
	脱脂（含蛋白质2.5%~3%）		55	
水		200~250毫升	0	

注：1. 谷类按能量一致原则或按40克碳水化合物等量原则进行代换。薯类按每份20克碳水化合物等量原则进行代换，能量相当于0.5份谷类。

2. 蛋类和大豆按7克蛋白质等量原则进行代换，乳类按5~6克蛋白质等量原则进行代换。脂肪不同时，能量有所不同。

3. 畜禽肉类、鱼虾类以能量为基础进行代换，参考脂肪含量区别。

4. 坚果类按5克脂肪等量原则进行代换，每份蛋白质大约2克。

除非特别标明，所有食物份量均是以可食部生重来给出。例如：

> **1 份米饭 = 约半碗米饭（3.3 寸碗口）**
> **1 份馒头 = 中等身材成年女性的拳头大小**

　　一份主食规定为 50 克的生大米或面粉，100 克土豆，85 克红薯。做熟后，一份米饭（110 克）用 3.3 寸碗（标准碗）盛好后为半碗；1 份馒头（80 克）约为一个成人中号手的拳头大小；土豆红薯含水量高，1 份生土豆或红薯切块放标准碗约为大半碗。

> **1 份蔬菜 = 中等身材成年女性的一把或双手一捧**

　　1 份蔬菜为 100 克。像菠菜和芹菜，大约可以轻松抓起的量就是一份。100 克新鲜青菜、菠菜洗净切过后，双手一捧的量约为 100 克。所有蔬菜的份量都按 100 克生重的可食部来计算。青菜、菠菜等叶菜类烫熟之后，只剩下半碗多。

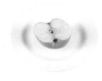

> **1 份水果 = 半个中等大小的苹果、梨**

　　1 份水果为 100 克可食部的水果，如一个猕猴桃大小或半个苹果大小，大约可以提供 40~55 千卡能量。香蕉、枣等含糖量高的水果，与水分含量高的瓜类水果相比，重量上会有差别。

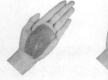

1 份瘦肉 = 中等身材成年女性的手掌心

1 份肉为 40~50 克，相当于 1 个普通成年人的手掌心（不包括手指）的大小及食指厚度，适用于猪肉、鸡肉、鸭肉、鱼肉类。考虑到鱼骨等不能吃的部分，带刺的鱼段约 65 克，约占整个手掌。

1 份鸡蛋 = 1 个乒乓球

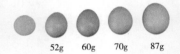

52g　60g　70g　87g

1 份 50 克 的鸡蛋比乒乓球略大一些。市场上常见的鸡蛋重量在 50~60 克之间，偏小一点的 40~50 克，偏大一点的 70~80 克。

1 份大豆 = 中等身材成年女性的单手捧
　　　　 = 2 杯豆浆

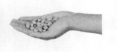

1 份大豆为 20 克，相当于 1 个成年的单手捧捧起的量，大豆制品按每份含 7 克的蛋白质进行换算，等同于 45 克的豆干（约半小碗豆干丁），400 毫升（2 杯）的豆浆。

1 份奶制品 = 1 杯牛奶
　　　　　 = 2 盒酸奶

酸奶　酸奶

1 份牛奶为 200 克（1 杯），1 份酸奶为 250 毫升。奶制品按 7 克蛋白质的含量来进行换算。奶酪水分含量低，1 份为 25 克。

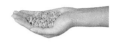

| 1 份坚果 = 中等成年女性的单手捧 |

1 份坚果为 10 克坚果种子的可食部，1 份葵花子、花生仁大约为一捧。

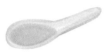

| 1 份油 = 1 个家用瓷勺 |

油脂可以按照一勺（10 克）计算，提供 90 千卡的能量。油脂能量值高，而且我国居民烹调油摄入量高，烹饪时需要减少用油量。

3. 每天该吃多少份？

将膳食宝塔推荐的一天食物量，按各类食物的食物份基准重量来换算，就可得出我们每日所需要的食物份数。表 3-1-4 列出了成年男性和女性在不同身体活动水平下的摄入份数。

那一位成年人每天该吃多少份呢？以一位办公室女性白领为例子来计算，身体活动属于轻度水平，体重正常范围，也就是说 BMI 在 18.5~23.9 之间，那她一天应吃到的基本食物组合见例 1：

例 1：办公女性

2.5 小碗米饭或等量馒头
3 个掌心大小的鱼禽肉蛋
2 碗的叶菜类
1.5 杯牛奶
1 个中等个的水果
半小碗的豆干
2.5 勺的烹调油

例 2：办公男性

3.5 小碗米饭或等量馒头
4 个掌心大小的鱼禽肉蛋
2 满碗的叶菜类
1.5 杯牛奶
1.5 个中等个的苹果
半碗的豆干
2.5 勺的烹调油

白领办公男性的能量需求比女性要高一些，所以饭量要大些，主食，蔬菜，水果，畜禽鱼肉，大豆需要多吃一些，但蛋类、奶类、坚果，油的摄入量是相同的。如果喜欢吃奶制品，可以多吃，但要注意多摄入的能量要从其他食物的推荐量中扣除，相应要少吃主食，或者其他动物性的食物。以一位办公室男性白领来举例，轻身体活动水平，健康体重范围内，他一天应吃到的基本食物组合见例2，不同身体活动水平成人每日推荐食物见表3-1-4。重体力劳动者应酌情增加。

表3-1-4 不同身体活动水平下的成年人每日推荐摄入食物份数（份/天）

食物类别	份（克）	女性			男性		
		身体活动水平			身体活动水平		
		轻	中	重	轻	中	重
谷类	50~60	4.5	5	6	5.5	7	8
– 全谷物		其中全谷物约1/3					
蔬菜	100	4	4.5	5	4.5	5	6
– 深色蔬菜		其中深色蔬菜约1/2					
水果	100	2	3	3.5	3	3.5	4
畜禽肉类	50	1	1	1.5	1.5	1.5	2
蛋类	50	1	1	1	1	1	1
水产品	50	1	1	1.5	1.5	1.5	2.5
大豆	20~25	0.5	0.5	1	1	1	1
坚果	10	1	1	1	1	1	1
乳制品	200~250	1.5	1.5	1.5	1.5	1.5	1.5

三、制定平衡膳食食谱

特定人群食谱设计，应根据个人情况，如性别，身体活动水平，体重等，先确定膳食营养目标和能量需求水平；再确定食物用量和品类，将食物进行搭配，设计菜肴，选用合理的烹调方式，这样膳食食谱就完成了。

在采购食物时，还需要考虑到食物生重和熟重的差异，以及可食部分所占的比例，合理安排食物采购数量。随着经验的增长，设计平衡膳食食谱、采购食材和烹饪方法的选择都会熟练起来，做到一日三餐美味又营养。

1. 五步法设计膳食

平衡膳食食谱制作包括 5 个基本步骤：

❶ 了解年龄、性别和身体活动水平（PAL）。

❷ 确定膳食能量需要水平或活动水平，查表 3-1-4 或表 3-1-6。

❸ 根据此能量需要量，确定食物种类和用量。

❹ 按指南要求类别选择食物品种，注意选用全谷物、深色蔬菜等。

❺ 设计菜肴，选择合理的烹调方式。

2. 成人膳食设计举例

成人的一日食谱可以按照表 3-1-4 去设计，只需按此食物份量组合成为三餐中的主食和菜肴即可。

第一步：判断您的身体活动水平

根据自己日常生活方式来确定自己的身体活动是属于轻度、中度和重度中哪一个水平，见表 3-1-5。

表 3-1-5 身体活动水平分级表

活动水平	日常生活工作方式描述	男性	女性
轻	静态生活方式/坐位工作，很少或没有重体力的休闲工作		
中	站着或走着工作，或有强度的锻炼身体		
重	重体力职业工作或重体力休闲活动方式		

第二步：查找您的能量需要量（千卡/天）

根据性别、年龄和身体活动水平，在图 3-1-1 或图 3-1-2 中查找能量需要量，然后到第三步。

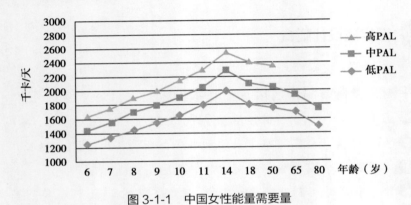

图 3-1-1 中国女性能量需要量

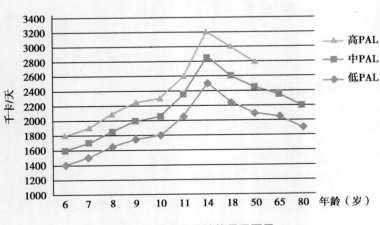

图 3-1-2 中国男性能量需要量

第三步：根据您的能量需要量水平，在表 3-1-6 中查找对应的膳食模式。

表 3-1-6 不同能量需要水平的平衡膳食模式和食物量 （克）

食物种类	不同能量摄入水平（千卡）										
	1000	1200	1400	1600	1800	2000	2200	2400	2600	2800	3000
谷类	85	100	150	200	225	250	275	300	350	375	400
—全谷物及杂豆	适量			50~150							
薯类	适量			50~100					125	125	125
蔬菜	200	250	300	300	400	450	450	500	500	500	600
—深色蔬菜	占所有蔬菜的 1/2										
水果	150	150	150	200	200	300	300	350	350	400	400
畜禽肉类	15	25	40	40	50	50	75	75	75	100	100
蛋类	20	25	25	40	40	50	50	50	50	50	50
水产品	15	20	40	40	50	50	75	75	75	100	125
乳制品	500	500	350	300	300	300	300	300	300	300	300
大豆	5	15	15	15	15	15	25	25	25	25	25
坚果	–	适量		10	10	10	10	10	10	10	10
烹调油	15~20	20~25		25	25	25	30	30	30	35
食盐	<2	<3	<4	<6	<6	<6	<6	<6	<6	<6	<6

注：膳食宝塔的能量范围在 1600~2400 千卡；薯类为鲜重

第四步：按类别安排食物，确定食物品种

确定您的膳食模式食物推荐量后，按类别选择食物，注意价格和接受程度，并选择好合理的搭配菜肴方式，尽可能地保障膳食多样化和营养。

第五步：设计您的食谱

经过前面 4 个步骤后，就可根据您的口味来设计菜肴啦！膳食指南平衡膳食食谱设计表可作为设计食谱的模板，便于日常使用。初学者多用，可快速提高营养知识和食谱设计技能。

3. 跟我学食谱设计

表 3-1-7　一餐食谱设计表

（您的能量需要量＿＿＿千卡）

食物类别	备注	宝塔推荐量	按类别安排 食材和采购量	写下 今日菜肴名
	最好选择 1/3 的全谷类及杂豆食物	谷类＿＿克 薯类＿＿克	如大米 2 份	如米饭
	选择多种多样的蔬菜水果，深色蔬菜最好占到一半以上	蔬菜＿＿克 水果＿＿克		
	优先选择鱼和禽，要吃瘦肉，鸡蛋不要丢弃蛋黄	畜禽肉＿＿克 水产品＿＿克 蛋类＿＿克		

续表

食物类别	备注	宝塔推荐量	按类别安排食材和采购量	写下今日菜肴名
 （图）	每天吃奶制品，经常吃豆制品，适量吃坚果。	大豆___克 坚果___克 乳制品___克		
 （图）	培养清淡饮食习惯，少吃高盐和油炸食品	烹调油___克 食盐___克		
 （图）	每天运动，选择你喜欢的并适合你的运动	每天最好进行至少30分钟中等强度的运动	少喝饮料，少吃含有添加糖的食品；如饮酒，应限量	
核查	与膳食指南的推荐对照，核查食物品种、重量、能量等差异；以自己感觉为导向，评价满意与否			

四、膳食指南知识自测表

膳食指南是全民营养课，终于学习完了。我们总结了全书的关键问题和观点。现在来测测你的"营养等级"吧！

表 3-1-8 中题目都是从中国居民膳食指南中提取的最精华的推荐内容，按照六个核心条目，每个条目下有一些小题，共 50 道小题。每个题目做到了就得 1 分，没做到就是 0 分，在最后统计一下总分，看看你的"营养称号"吧。（小提示：有任何不懂的都可以翻到书中内容了解一下）

45~50 分【营养模范级】

太完美了！你做的非常棒，食物多样，吃动平衡，懂新食尚。好好保持，天天好营养，一生享健康。

35~45 分【营养达人级】

很好！你懂得了很多营养知识和技能，并且有较好的饮食和生活习惯。看看有什么地方失分，按照指南里的推荐多实践哦。

25~35 分【粉丝级】

懂得一些，但是还要做的更好，看看哪里失分比较多，要注意按照指南里的推荐多实践哦。

25 分以下【补课员级】

为了保持健康，还得多多努力哦，建议好好把我们的膳食指南通读一遍吧，还可以多多关注中国营养学会的微信科普公众号"中国好营养"，你就是下一个营养达人。

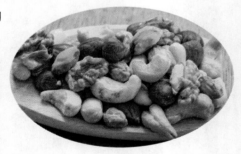

表 3-1-8　膳食指南知识自测表

题号	题目	得分
推荐一　食物多样，谷类为主		（8）
1	我今天吃了 12 种食物	
2	我这一周吃了 25 种食物	
3	我吃的食物中注意了多种颜色搭配 / 荤素搭配	
4	我每顿饭都吃了主食	
5	我今天吃了 4~6 份谷类食物	
6	我今天吃了全谷物或杂豆（占谷类的 1/3~1/2）	
7	我这周吃了 3 次或以上薯类	
8	我通常会注意少吃精制米面	
推荐二　吃动平衡，健康体重		（7）
9	我今天做了有氧运动（快走, 跑步, 骑单车, 持续至少 10 分钟）	
10	我今天坚持了日常身体活动量（如快步走，跑步），相当于 6000 步	
11	我这周至少进行了 5 天的中等强度身体活动，累计 150 分钟以上	
12	我通常会注意增加户外运动	
13	我通常能做到食不过量	
14	我平时每小时会起来活动一下	
15	我的体质指数 BMI 是正常的［体重（千克）除以身高（米）的平方，BMI 数值在 18.5~24.0 之间为正常］	
	计　　分	

续表

题号	题目	得分
推荐三	**多吃蔬果、奶类、大豆**	（7）
16	我每顿饭都吃了蔬菜。	
17	我今天吃了 4 种以上蔬菜水果。	
18	我今天吃的蔬菜中一半以上是深色蔬菜。	
19	我今天吃了三份或以上蔬菜	
20	我今天吃了水果。	
21	我今天喝了一杯奶或一杯酸奶或一份其他奶制品	
22	我今天吃了至少 1 份豆类或豆制品。	
推荐四	**适量吃鱼、禽、蛋、瘦肉**	（6）
23	我这周吃了 5 份以上的鱼	
24	我这周吃了 5~10 份的畜禽肉	
25	我这周吃了 4~7 个蛋	
26	我吃鸡蛋从不弃蛋黄	
27	我注意了减少吃肥肉、多吃瘦肉	
28	我这个月几乎没吃烟熏和腌制食品	
		计 分

续表

题号	题目	得分
推荐五	**少盐少油，控糖限酒**	（8）
29	我今天喝了 7~8 杯水（1500~1700 毫升）	
30	我今天没有喝酒	
31	我喝酒的时候，每天没有超过 25 克（男）和 15 克（女）的酒精量	
32	我通常吃的很清淡	
33	我开始减盐，烹饪的时候有注意少放盐、生抽、酱油等调味料	
34	我这周没喝含糖饮料	
35	我很少吃甜食	
36	我很少吃油炸食品	
推荐六	**杜绝浪费，兴新食尚**	（14）
37	我平时珍惜食物，不浪费饭菜	
38	我经常回家吃饭	
39	我经常回家陪老人吃饭	
40	我们家注意言传身教，让孩子文明餐饮	
41	我注意按需购买和烹饪食物	
42	我通常购买食材的时候注意了选择新鲜、当地、当季的食材	
43	我通常买包装食品时仔细查看了食品标签（包括日期、配料表和营养标签）。	
44	我定期检查、清理、清洗冰箱	
45	我在烹饪和储藏时都注意了生食和熟食分开	
46	我通常做饭、吃饭前都洗了手	
47	我从不购买和食用受保护的动植物	
48	我通常在餐桌上不酗酒，不过分劝酒	
49	我通常不使用一次性餐具	
50	我在外面吃饭时尽量选择分餐和份餐，不大吃大喝	
	计　　分	
	共计　　分	

第四部分

附　　录

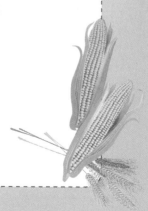

附录一　重要营养素的主要食物来源

本部分分别统计计算出了 10 种重要营养素的最高含量或者最低（钠）含量的前几十种常见食物。

1. 高能量的食物

每 100 克食物超过 400 千卡能量，可以看做高能量的食物，这些食物包括油脂类、高蛋白或高碳水化合物含量的食物。

高能量的食物 （以 100 克可食部计）

食物名称	含量（千卡）	食物名称	含量（千卡）
各种植物油（油脂提炼精度略存在差别）	820~900	巧克力	586
		炒南瓜子	574
猪肉（肥）、肥牛	444~807	腰果	552
松子仁	698	牛肉干	550
蛋黄粉	644	曲奇饼、全蛋粉	546
核桃（干）	627	芝麻南糖	538
芝麻酱、花生酱	600~618	鸭皮	538
葵花子（炒）、榛子（炒）、花生（炒）	594~616	焦圈、维夫饼干、麻花、开口笑	512~530
羊肝、腊肠、猪脖肉	570~588	香肠	508
油炸土豆片	612	猪头皮、腊肉	499
炸杏仁	607	油面筋	490
山核桃（干）、杏仁、葵花子	597~600	全脂加糖奶粉	490

2. 维生素 A 含量高的食物

维生素 A 含量高的食物来源于两部分：一部分源于动物性食物提供的视黄醇；另一部分则源于富含胡萝卜素的黄绿色蔬菜和水果。

维生素 A 含量高的食物　　（以 100 克可食部计）

食物名称	维生素A（μgRE）	食物名称	维生素A（μgRE）
羊肝	20 972	枸杞子	1625
牛肝	20 220	扁蓄菜、豆瓣菜	1592
鸡肝	10 414	紫苏（鲜）	1232
鹅肝	6100	西蓝花	1202
猪肝、鸭肝	4675~4972	白薯叶	995
鸡肝（肉鸡）	2867	沙棘、早橘	640~857
鸭蛋黄、鹅蛋黄	1977~1980	胡萝卜（红）	688
鸡心	910	独行菜	655
鸡蛋黄粉	776	甜菜叶	610
全蛋粉	525	枸杞菜、芥蓝	575~592
奶油	297	芹菜叶、菠菜	488
瘦肉	44	苜蓿、豌豆苗、豌豆尖	440~452
牛奶	24	荠菜、茴香	400~432
蛤蜊	27	刺梨、番杏	425~483
对虾	15	小叶橘	410

3. 维生素 B₁ 含量高的食物

维生素 B₁（硫胺素）含量丰富的食物有谷类、豆类及干果类。动物内脏（心、肝、肾）、瘦肉、禽蛋中含量较高。加工和烹调可造成维生素 B₁ 的损失，其损失率 30%~40%。

维生素 B₁ 含量高的食物　　　　　（以 100 克可食部计）

食物名称	维生素 B₁（毫克）	食物名称	维生素 B₁（毫克）
葵花子仁	0.83	猪肝、羊肝	0.21
花生仁（生）	0.72	黑豆（干）	0.20
芝麻籽（黑）	0.66	挂面（均值）、栗子（熟）［板栗］	0.19
莜麦面	0.39	毛豆［青豆］（鲜）	0.15
黄豆	0.41	鸡蛋（均值）	0.11
芸豆（干、虎皮）	0.37	苜蓿［草头］	0.10
猪肉（后肘）	0.37	西蓝花［绿菜花］	0.09
玉米面（白）	0.34	鸭（均值）	0.08
青稞	0.34	芹菜叶(鲜)、竹笋(鲜)、蘑菇（鲜蘑）	0.08
小米	0.33	柑橘（均值）	0.08
鸡蛋黄（生）	0.33	豆腐（内酯）	0.06
紫红糯米［血糯米］	0.31	苹果（均值）、菠萝蜜［木菠萝］	0.06
豆腐皮	0.31	鸡（均值）	0.05
荞麦、小麦粉(标准粉)、高粱米	0.28~0.29	绿豆芽、豌豆苗	0.05
腰果	0.27	奶柿子［西红柿］、白菜薹［菜心］	0.05
薏米［薏仁米］	0.22	胡萝卜	0.05
猪肉（肥瘦）（均值）	0.22	馒头（均值）	0.04

4. 维生素 B₂ 含量高的食物

自然界中富含维生素 B₂ 的食物不多。动物性食品含维生素 B₂ 相对较高，特别是肝、肾和蛋黄等。植物性食物有菇类、胚芽和豆类。

维生素 B₂ 含量高的食物 （以 100 克可食部计）

食物名称	维生素 B₂（毫克）	食物名称	维生素 B₂（毫克）
大红菇（干）	6.90	小麦胚芽	0.79
香杏丁蘑	3.11	苜蓿	0.73
羊肚蘑	2.25	南瓜粉	0.70
猪肝	2.08	奶豆腐	0.69
羊肾	2.01	豆腐丝（干）、鸭蛋黄	0.6~0.62
羊肝	1.75	鹅蛋黄	0.59
冬菇、松蘑	1.40~1.48	扁蓄菜（竹节草）	0.58
牛肝	1.30	杏仁	0.56
香菇（干）	1.26	金丝小枣	0.50
猪肾	1.14	猪心、鹌鹑蛋	0.48~0.49
蘑菇（干）	1.1	枸杞子、豆瓣酱	0.46
鸭肝	1.05	木耳	0.44
桂圆肉	1.03	黑豆	0.33
紫菜（干）	1.02	鸡蛋（均值）	0.27
黄鳝	0.98	猪肉（腿）	0.24
奶酪（干）	0.91	牛肉（后腿）	0.15
牛肾、鸭心	0.85~0.87	牛奶（均值）	0.14

5. 维生素 C 含量高的食物

维生素 C 含量高的食物主要有新鲜蔬菜与水果，尤其是绿黄色系蔬菜和色彩鲜艳的水果。

维生素 C 含量高的食物　　（以 100 克可食部计）

食物名称	维生素 C （毫克）	食物名称	维生素 C （毫克）
刺梨（木梨子）	2585	红果	53
酸枣	900	豆瓣菜	52
枣（鲜）	243	桃（均值）	51
沙棘	204	芥菜	51
扁蓄菜（竹节草）	158	西蓝花	51
苜蓿	118	枸杞子	48
无核蜜枣	104	香菜	48
萝卜缨（白）	77	草莓	47
芥蓝	76	苋菜	47
芥菜	72	芦笋	45
甜菜	72	水萝卜	45
番石榴	68	刺儿菜	44
豌豆苗	67	藕	44
油菜薹	65	白菜薹（菜心）	44
猕猴桃	62	木瓜	44
辣椒（青、尖）	62	桂圆	43
菜花	61	荸荠	43
枸杞菜	58	荔枝	41
紫菜薹	57	胡萝卜缨	41
白薯叶	56	香椿、甘蓝	40
苦瓜	56	土豆	27
蜜枣	55	葡萄（均值）、柑橘	25~28

6. 钙含量高的食物

钙是食物中分布最广泛的营养素之一，钙摄入量高低需要考虑含量和食用量。奶粉、奶酪、液态奶（钙含量约为100毫克/100克）等奶制品是钙的主要来源。豆类、坚果类及小鱼小虾也是钙的良好来源。

钙含量高的食物　　　　　　　　　　　（以100克可食部计）

食物名称	钙（毫克）	食物名称	钙（毫克）
石螺	2458	虾米（海米）	555
牛乳粉	1797	红螺	539
芥菜干	1542	酸枣	435
芝麻酱	1170	奶片	427
豆腐干	1019	脱水菠菜	411
虾皮	991	草虾、白米虾	403
全蛋粉	654	羊奶酪	363
奶皮子	818	奶豆腐（脱脂）	360
榛子（炒）	815	洋葱（脱水紫皮）	351
奶酪（干）	799	胡萝卜缨	350
黑芝麻	780	芸豆（杂、带皮）	349
奶酪干	730	海带（干）	348
苜蓿	713	河虾	325
全脂奶粉	676	素鸡	325
芥菜	656	千张	319
白芝麻	620	黄豆、黑豆	191~220
鲅鱼（罐头）	598	鸡蛋黄	112
奶豆腐	597	酸奶（均值）	118
丁香鱼干	590	牛奶（均值）	104

7. 铁含量高的食物

铁广泛存在于各种食物中，但吸收利用率相差较大。一般动物性食物铁吸收率均较高，动物肝脏、血、畜肉、禽肉、鱼类是铁的良好来源。

铁含量高的食物　（以 100 克可食部计）

食物名称	铁（毫克）	食物名称	铁（毫克）
蕨菜（干）	283.7	沙鸡	24.8
珍珠白蘑（干）	189.8	墨鱼干	23.9
香杏片口蘑	137.5	脱水蕨菜	23.7
木耳	97.4	黑芝麻	22.7
松蘑（干）	86	猪肝	22.6
紫菜（干）	54.9	黄蘑（干）	22.5
蘑菇（干）	51.3	脱水香菜	22.3
芝麻酱	50.3	火鸡肝	20.7
鸭肝（母麻鸭）	50.1	田螺	19.7
桑椹	42.5	胡麻籽	19.7
青稞	40.7	白蘑	19.4
鸭血	35.7	脱水油菜	19.3
芥菜干	39.5	扁豆	19.2
鸭肝	35.1	黑笋（干）	18.9
蛏子	33.6	奶疙瘩（干酸奶）	18.3
羊肚菌	30.7	羊血	18.3
鸭血（白鸭）	30.5	牛肉干	15.6
红茶	28.1	藕粉	17.9
南瓜粉	27.8	荠菜	17.2
河蚌	26.6	腐竹	16.5
脱水菠菜	25.9	豆瓣酱	16.4
车前子（鲜）	25.3	糜子米（炒米）	14.3
榛蘑	25.1	山羊肉	13.7
鸡血	25	莜麦面	13.6

8. 钾含量高的食物

大部分食物都含有钾，每100克谷类食物中含钾100~200毫克；豆类食物600~800毫克；蔬菜和水果200~500毫克；鱼和肉中的含量在150~300毫克以上。适量摄入钾有利于控制高血压、中风、心脏病。

钾含量高的食物 （以100克可食部计）

食物名称	钾（毫克）	食物名称	钾（毫克）
口蘑	3106	扁豆（白）	1070
甲级龙井	2812	葡萄干	995
榛蘑	2493	番茄酱	985
黄蘑（干）	1953	扇贝	969
红茶	1934	洋葱（紫、干）	912
黄豆粉	1890	芥菜干	883
紫菜（干）	1796	麦麸	862
白笋（干）	1754	赤小豆	860
绿茶	1661	猪肝	855
银耳	1588	莲子（干）	846
小麦胚芽	1523	砖茶	844
黑豆	1377	豌豆	823
桂圆	1348	绿豆	787
墨鱼（干）	1261	杏干	783
榛子（干）	1244	金针菜（黄花菜）	610
蘑菇（干）	1225	红心萝卜	385
芸豆（红）	1215	芋头（芋艿）	378
冬菇（干）	1155	苦瓜	256
鱿鱼	1131	大葱（红皮）	329
蚕豆	1117	菠菜	311
马铃薯粉	1075	白菜薹（菜心）	236

9. 碘含量高的食物

碘含量高的食物有海带、紫菜、淡菜等，其他海洋生物如鱼、虾中碘含量也较高。

碘含量高的食物 　　　　　（以 100 克可食部计）

食物名称	碘（微克）	食物名称	碘（微克）
海带（干）	36 240	开心果	37.9*
裙带菜	15 878	鹌鹑蛋	37.6
紫菜	4323	肉酥	35.4*
海带菜	923	牛肉辣酱	32.5*
贻贝（淡菜）	346	奶粉	30~150*
碘蛋	329.6*	咸鸭蛋	30
咸海杂鱼	295.9*	酱排骨	28.3*
海苔	289.6	鸡蛋	27.2
强力碘面	276.5*	鸡精粉	26.7*
虾皮	264.5	脱水菠菜	24
虾酱	166.6	豆豉鱼	24.1*
生姜粉	133.5	油浸沙丁鱼	23
烤鸭	89.7*	羊肉串	22.7
海米	82.5	茄汁沙丁鱼	22
叉烧肉	57.4*	山核桃	18.8
红烧鳗鱼	56.8*	鸭蛋	18.5
芥末酱	55.9*	豆豉鲮鱼	18.4*
清香牛肉	49.7*	茶树菇	17.1
豆腐干	46.2*	凤尾鱼	17.0*
葵花子（熟）	38.5*	腊肉	12.3

*含量高低与是否用碘盐有关

10. 高盐的食物

每天不超过 6 克食盐是科学界的一致推荐，从下表可以知道食物中隐藏 6 克盐的食物量。

含 6 克盐的食物量 （可食部计）

食物名称	食物量（克）	食物名称	食物量（克）
市场购置的盐	6（1 小勺）	鱼片干、香肠	103
腊羊肉	27	鲅鱼罐头	104
味精	29	咖喱牛肉干	116
腌芥菜头、冬菜	33（半小碟）	牛肉松、鸡松	123~142
酱萝卜、咸菜	35（半小碟）	咸水鸭	154
豆瓣酱、辣椒酱	40	蛋清肠、腊肠、火腿	200~220
酱油、咸鲅鱼	42~45	炒葵花子	181
虾皮、酱莴笋、大头菜、榨菜	50~56	扒鸡、午餐肉、酱鸭、酱牛肉	244~270
酱黄瓜、黄酱、腌雪里蕻、蒜头	64~73（半段）	烤羊肉串、炸鸡	302~319
蒜蓉辣酱、金钱萝卜、乳黄瓜、酱豆腐、腐乳	74~80（6 小块腐乳、2 根）	卤猪肝	356
咸鸭蛋	89（2 小个）	油条、油饼	415
花生酱	102	松花蛋	443

11. 膳食纤维含量高的食物

膳食纤维是植物细胞壁中的成分，一般植物性食物中都含有一定量的膳食纤维，其含量高低与加工过程精细程度有关。膳食纤维包括纤维素、半纤维素、果胶等。《中国居民膳食营养素参考摄取量（2013）》推荐成人膳食纤维的摄入量在25~30克。

膳食纤维含量高的食物

（以食物的 100 克可食部计）

食物名称	膳食纤维（克）	食物名称	膳食纤维（克）
魔芋精粉［鬼芋粉］	74.4	金针菜［黄花菜］（鲜）	7.7
大麦［元麦］	9.9	秋葵［黄秋葵、羊角豆］	4.4*
荞麦	6.5	洋姜［菊芋］（鲜）	4.3
糜子（带皮）	6.3	牛肝菌（鲜）	3.9
莜麦面	5.8*	羽衣甘蓝	3.7*
玉米面（黄）	5.6	南瓜（栗面）	2.7*
荞麦面	5.5*	花椰菜	2.7*
小米（黄）	4.6*	乌塌菜［塌菜］	2.6*
黄米	4.4	奶白菜	2.3*
高粱米	4.3	芹菜叶（鲜）	2.2
小麦粉（标准粉）	3.7*	苋菜（绿、鲜）	2.2
大黄米［黍子］	3.5	豆角	2.1
玉米（鲜）	2.9	青蒜	1.7
甘薯（红心）［山芋、红薯］	2.2*	茄子（均值）	1.3
薏米［薏仁米］	2.0	芹菜茎	1.2
青稞	1.8	饼干（均值）	1.1
紫红糯米［血糯米］	1.4	稻米（均值）	0.7
八宝粥（无糖）	1.4*	黄豆［大豆］	15.5

注：1. 表中数据摘自《中国食物成分表（2004）》，《中国食物成分表》第 2 版（2009 年）。
2. 膳食纤维列中带 * 的数据是用酶重量法检测获得，不带 * 的数据是用中性洗涤剂法检测。

附录二 食谱和菜肴设计

例1 成年女性一日膳食（食谱提供能量1800千卡，适用18岁以上轻体力身体活动水平）

	谷薯类	蔬菜水果类	鱼禽蛋和瘦肉	乳制品、大豆坚果	烹调油、食盐
食物和摄入量	谷类225克 薯类50克	蔬菜400克 水果200克	畜禽肉50克 水产品50克 蛋类40克	大豆15克 坚果10克 乳制品300克	烹调油25克 食盐5克
重要建议	最好选择1/3的全谷类及杂豆食物	选择多种多样的蔬菜、水果，深色蔬菜最好占到1/2以上	优先选择鱼和禽肉，要吃瘦肉，鸡蛋不要丢弃蛋黄	每天吃奶制品，经常吃豆制品，适量吃坚果	培养清淡饮食习惯，少吃高盐和油炸食品
早餐	燕麦粥1碗（燕麦25克）、白煮蛋1个（鸡蛋40克）、牛奶一杯（300克）、西芹花生米1碟（西芹50克、花生10克）				
中餐	米饭（大米100克，小米25克，鸡蛋10克）、红烧翅根（鸡翅根50克）、清炒菠菜（菠菜200克）、醋溜土豆丝（土豆100克）、紫菜蛋汤（紫菜2克，鸡蛋10克）				
晚餐	米饭（大米75克）、清蒸鲈鱼（鲈鱼50克）、家常豆腐（北豆腐100克）、香菇油菜（香菇10克，油菜150克）、中等大小苹果（200克）				
其他提示	足量饮水，每天7~8杯白开水	如添加糖，最好摄入量少于25克；如饮酒，摄入量不要超过15克			吃动平衡，每天至少6000步或进行30分钟中强度的运动；运动消耗能量至少270千卡

注：该膳食计划是基于1800千卡能量需要水平；对一些人而言，这个能量需要量仅是估计值，您需要监测您的体重，判断是否需要调整

例2　成年男性一日膳食（食谱提供能量2400千卡，适合18岁以上部分轻或中等身体活动水平）

食物种类和摄入量	谷薯类	蔬菜水果类	鱼禽蛋和瘦肉	乳制品、大豆坚果	食用盐、食盐
（摄入量）	谷类300克 薯类100克 全谷物100克	蔬菜500克 水果350克	畜禽肉75克 水产品75克 蛋类50克	大豆25克 坚果10克 乳制品300克	烹调油30克 食盐5克
重要建议	最好选择1/3的全谷类及杂豆食物	选择多种多样的新鲜蔬菜和水果；深色蔬菜最好占到1/2以上	优先选择鱼和禽，要吃瘦肉，鸡蛋不要丢弃蛋黄	每天吃奶制品，经常吃豆制品，适量吃坚果	培养清淡饮食习惯，少吃高盐和油炸食品

早餐：香菇菜包（面粉25克，青菜50克、香菇5克、豆腐干20克）、白煮蛋1个（鸡蛋40克）、牛奶（300克）或奶酪30~40克、苹果（苹果150克）

中餐：米饭（大米125克，小米25克，鸡蛋10克）、板栗烧鸡（鸡肉50克，板栗15克）、蛤蜊豆腐煲（蛤蜊75克，南豆腐75克，添苗100克，添苗肉末25克，猪肉末25克）、尖椒土豆丝（青椒50克，土豆100克）、波菜蛋汤（波菜100克）、香蕉（香蕉200克）

晚餐：玉米面馒头（面粉75克，全玉米面50克）、胡萝卜炒绿豆芽（胡萝卜100克，绿豆芽100克）、香蕉（香蕉200克）

其他提示：足量饮水，每天7~8杯白开水；如添加糖，最好人量少于25克，最好摄入量不要超过15克；吃动平衡，每天至少6000步或进行30分钟中强度的运动；运动消耗能量至少270千卡

注：该膳食计划是基于2400千卡能量水平的平衡膳食模式；这个能量水平需要量仅仅是估计值，您需要监测您的体重，判断是否需要调整能量摄入

例3 健康老人的食谱安排（食谱提供能量平均1500~1900千卡之间，适合65岁以上健康老人）

餐	食谱计划一（1500千卡）		食谱计划二（1700千卡）		食谱计划三（1900千卡）	
	菜肴名称	食物名称及数量	菜肴名称	食物名称及数量	菜肴名称	食物名称及数量
早餐	米粥	大米10克，小米10克，赤豆10克	香菇菜包	小麦粉50克，香菇5克，青菜50克	燕麦粥	燕麦25克
	烧麦	面粉10克，糯米15克	白煮蛋	鸡蛋30克	花卷	小麦粉50克
	鸭蛋黄瓜片	咸鸭蛋20克，黄瓜50克	豆浆	豆浆250毫升	拌青椒	青椒100克，香油5毫升
	酸奶	1盒（100~150毫升）			葡萄	葡萄200克
					牛奶	牛奶300毫升
加餐	香蕉	100克	奶酪	10~20克		
			柚子	柚子200克		
中餐	红薯饭	大米40克，红薯50克	赤豆饭	大米75克，小米10克，赤豆25克	绿豆米饭	绿豆10克，粳米100克
	青菜烧肉圆	青菜150克，猪肉末20克	青椒土豆丝	青椒100克，土豆100克	白菜炖豆腐	白菜100克，北豆腐75克，瘦猪肉20克
	海带豆腐汤	海带结20克，肉馅豆腐150克	腰果鸡丁	腰果10克，鸡腿肉50克	炒西蓝花	西蓝花100克
			紫菜蛋汤	紫菜2克，鸡蛋10克		
加餐	橙子	150克	牛奶	牛奶300毫升	桔子	桔子100克
晚餐	鸡丝面	小麦粉75克，鸡胸脯肉40克，胡萝卜100克，黄瓜50克，木耳10克	黑豆饭	大米50克，黑米25克	小米粥	小米25克
			小黄鱼炖豆腐	小黄鱼50克，北豆腐50克	馒头	小麦粉75克
	盐水虾	基围虾30克	清炒菠菜	菠菜200克	清蒸鲳鱼	鲳鱼100克
	牛奶	半杯（100~150毫升）			虾皮炒卷心菜	虾皮10克，卷心菜100克
			梨	100克	蒜茸菠菜	菠菜100克
烹调油	花生油	20克	大豆油	25克	葵花籽油	20克
食盐	食盐	<6克	食盐	<6克	食盐	<6克

注：方案给出了不同能量需要水平的食谱，一日三餐结合了食物多样和搭配种类组合，平均摄入量能达到营养素供应的充足和均衡。其他应注意烹饪方法，保持食物细软和食用安全；注意适量活动，保持适宜体重。

例4 孕妇一日膳食（食谱提供能量2250千卡，适合孕晚期妇女）

	谷薯类	蔬菜水果类	鱼禽蛋和瘦肉	乳制品、大豆坚果	食用盐、食盐
推荐的食物摄入量	谷类225克 薯类50克	蔬菜400克 水果200克	畜禽肉120克 水产品100克 蛋类50克	大豆15克 坚果10克 乳制品300克+200克	烹调油25克 食盐5克
重要建议	继续选择全谷类及杂豆等食物，并占主食的1/3	选择多种多样的新鲜蔬菜水果，深色蔬菜最好占到一半以上	优先选择水产、禽类和蛋类；要吃瘦肉	每天吃奶制品，并增加摄入量；经常吃豆制品，适量吃坚果	培养清淡饮食习惯，少吃高盐和油炸食品
早餐	鲜肉包1个（面粉50克，鲜猪肉15克）、蒸红薯（红薯50克）、白煮蛋1个；水果（苹果100克）				
中餐	杂粮饭（大米50克，小米50克，大豆100克）；水果（鲜枣50克）、烧带鱼（带鱼40克）、鸡血菜汤（鸡血15克，大白菜50克）、牛奶250克；紫菜2克）、清炒四季豆（四季豆50克）				
点心	香蕉50克				
晚餐	小米粥（小米75克）、虾仁豆腐（基围虾仁50克，豆腐80克）、山药炖鸡（山药100克，鸡50克）、清炒菠菜（菠菜100克）				
点心	猕猴桃50克、核桃（核桃仁10克）				
其他提示	足量饮水，也可增加汤和牛奶的摄入		少吃添加糖和饮料；禁止饮酒。	选择适合和适量的身体活动。注意增加三餐外的加餐。	

备注：该膳食方案是对孕晚期的孕妇能量需要量水平2250千卡而设计，这个能量需要量水平基于女性轻体力女性能量需要量水平1800千卡+450千卡而来，膳食蛋白质和脂肪防分别提供能量占18%和31%。对一个具体个体而言，该能量需要量水平仅仅是估计计值，您需要参照您的孕前体重和目前体重，或咨询营养师，判断是否需要调整能量摄入

例5 3~5岁儿童一日三餐（食谱提供能量1200~1300千卡）

食物类别和摄入量	谷薯类	蔬菜水果类	鱼禽蛋和瘦肉	乳制品、大豆坚果	食用盐、食盐
	谷类 100 克 薯类 25 克	蔬菜 250 克 水果 150 克	畜禽肉 25 克 水产品 20 克 蛋类 25 克	大豆 15 克 坚果 5 克 乳制品 500 克	烹调油 20 克 食盐 5 克
重要建议	最好选择 1/3 的全谷类及杂豆类食物，注意烹调方式	选择多种多样的新鲜蔬菜，深色蔬菜最好占到一半以上。天天吃水果	优先选择鱼和禽肉，要吃瘦肉，鸡蛋不要丢弃蛋黄	每天吃奶制品，包括液态奶、酸奶和奶酪；经常吃豆制品如豆腐、豆干等	培养清淡饮食习惯，少吃高盐和油炸食品
早餐	燕麦粥 1 碗（燕麦 10 克、大米 10 克、核桃 2~5 克）、白煮蛋 1 个（鸡蛋 30 克）、蔬菜小菜和奶酪凉拌 10 克				
加餐	香蕉（香蕉 100~150 克）、牛奶一杯（200~250 克）				
中餐	米饭（大米 25 克）、小米粥（小米 15 克）、红烧鸡肉（鸡肉 25 克、蘑菇少许）、清炒西蓝花（西蓝花 100 克）、清蒸鲈鱼（鲈鱼 20~25 克）、油菜汤（油菜 60~100 克）、红烧豆腐（豆腐 100 克、土豆 50 克）、醋溜土豆丝（土豆 100 克，醋少许）				
加餐	酸奶 200~250 克				
晚餐	米饭（大米 40~45 克）、蒸南瓜 80~100 克）、清蒸鲈鱼（鲈鱼 20~25 克）、油菜汤（油菜 60~100 克）、红烧豆腐（豆腐 100 克、肉末 20~30 克）				
提示	每天饮用水 1000~1500 毫升，喝白开水		吃动平衡：鼓励户外运动或做游戏，每天最好进行 60 分钟活动，如快跑、骑小自行车、体操、游泳、拍球、跳舞、捉迷藏、溜滑梯等		培养清淡饮食习惯

备注：该膳食方案是按照能量水平 1200~1300 千卡而设计，这个能量水平一般适合于女童 3~5 岁，男童 3~4 岁。该食谱提供的蛋白质和脂肪分别提供能量约占 18% 和 30%。对一个具体个体儿童而言，该能量需要量水平仅是估计值，您需要了解目前儿童体重并监测体重变化，判断是否需要调整能量摄入

例6 一家三口的5日饮食方案

三口之家包括成人和孩子，家庭一日三餐食谱，应做到食物多样，营养均衡，照顾儿童的营养需要。使用者可以根据实际情况，考虑季节因素，个人喜好等，在同类食物间进行一定的调整。

一家三口5日饮食方案

餐次	周一食谱计划1		周二食谱计划2	
	食谱	食物名称	食谱	食物名称
早餐	杂粮粥	绿豆、糙米、大米、黄米	花卷	小麦粉、麦胚粉
	酸奶	酸奶	牛奶	牛奶
	白煮蛋	鸡蛋	炒鸡蛋	鸡蛋、油菜碎叶
	芹菜拌海带	芹菜、海带、花生、	青椒拌豆腐丝	青椒、豆腐皮
中餐	米饭	大米	二米饭	大米、小米
	花菜烧肉片	西蓝花、瘦猪肉	红烧鸡腿	鸡腿
	番茄炒蛋	番茄、鸡蛋	松仁玉米	松仁、玉米
	清炒菠菜	菠菜	炒卷心菜	卷心菜、油菜
	豆腐羹	南豆腐	冬瓜小排汤	冬瓜、小排、虾仁
晚餐	红薯饭	大米、红薯	馒头	小麦粉
	鲫鱼萝卜丝	鲫鱼、白萝卜、葱蒜	炒蛤蜊	蛤蜊、辣椒
	炖排骨	排骨	家常豆腐	北豆腐、肉末少许
	炒芦笋	芦笋、油菜梗	炒绿花菜	西蓝花
	米汤	小米、绿豆	菌菇汤	冬菇、香菇、杏鲍菇
晚点	葡萄、梨、松子	葡萄、梨、松子	梨、苹果、核桃	梨、苹果、核桃

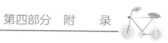

续表

餐次	周三食谱3 食谱	周三食谱3 食物名称	周四食谱4 食谱	周四食谱4 食物名称	周五食谱5 食谱	周五食谱5 食物名称
早餐	包子	小麦粉、牛肉、胡萝卜	鸡蛋饼	小麦粉、鸡蛋	三明治	小麦粉、鸡蛋、奶酪、番茄
	豆浆	豆浆	酸奶	酸奶	牛奶	牛奶
	蒸土豆	土豆+蜂蜜	香干拌奶酪	豆腐干、小葱、奶酪	拌豆芽	绿豆芽
	苹果	苹果	香蕉	香蕉	苹果	苹果
中餐	米饭	大米	红豆饭	赤豆、大米、大黄米	米饭	大米
	肉片烩鲜蘑	蘑菇、瘦猪肉、芥蓝	土豆炖牛肉	土豆、牛肉	炒鸡丝	胡萝卜、鸡胸脯肉
	蛤蜊炖蛋	蛤蜊、鸡蛋	扁豆炒肉丝	扁豆、瘦猪肉	盖菜炖豆腐	盖菜、北豆腐
	醋溜白菜	白菜	芹菜香干	芹菜、豆腐干	蒜蓉苦瓜	苦瓜
	虾皮萝卜丝汤	萝卜、虾皮	番茄蛋汤	番茄、鸡蛋	山药排骨汤	山药、排骨
晚餐	糙米饭	大米、糙米、花生	大米粥	大米、核桃	黄米饭	大黄米、大米
	红烧鸡翅	鸡翅	馒头	小麦粉、麦胚粉	盐水虾	河虾
	素三丁	竹笋、胡萝卜、黄瓜	鱼头炖豆腐	鲢鱼头、南豆腐	洋葱炒蛋	洋葱、鸡蛋
	炒苋菜	苋菜	素三鲜	胡萝卜、蘑菇、芦笋	炒茼蒿	茼蒿
	番茄蛋汤	番茄、鸡蛋	苹果	苹果	橘子	橘子
晚点	西瓜	西瓜			面包+奶酪	面粉、奶酪、草莓酱

附录三　常见运动量表

活动项目		身体活动强度 **#（MET）		相当于 1000 步的运动时间（分钟）
家务活动	整理床，站立	低	2.0	20
	洗碗，熨烫衣物	低	2.3	15
	收拾餐桌，做饭或准备食物	低	2.5	13
	擦窗户	低	2.8	11
	手洗衣服	中	3.3	9
	扫地、拖地板、吸尘	中	3.5	8
步行	慢速（3 千米 / 小时）	低	2.5	13
	中速（5 千米 / 小时）	中	3.5	8
	快速（5.5~6 千米 / 小时）	中	4.0	7
	很快（7 千米 / 小时）	中	4.5	6
	下楼	中	3.0	10
	上楼	高	8.0	3
	上下楼	中	4.5	6
跑步	走跑结合（慢跑成分不超过 10 分钟）	中	6.0	4
	慢跑，一般	高	7.0	3
	8 千米 / 小时，原地	高	8.0	3
	9 千米 / 小时	极高	10.0	2
	跑，上楼	极高	15.0	1
自行车	12~16 千米 / 小时	中	4.0	7
	16~19 千米 / 小时	中	6.0	4
球类	乒乓球	中	4.0	7
	台球	低	2.5	13

续表

活动项目		身体活动强度 ** （MET）		相当于1000步的 运动时间 （分钟）
球类	网球，一般	中	5.0	5
	网球，双打	中	6.0	4
	网球，单打	高	8.0	3
	羽毛球，一般	中	4.5	6
	保龄球	中	3.0	10
	高尔夫球	中	5.0	6
	篮球，一般	中	6.0	4
	篮球，比赛	高	7.0	3
	排球，一般	中	3.0	10
	足球，一般	高	7.0	3
跳绳	慢速	高	8.0	3
	中速，一般	极高	10.0	2
	快速	极高	12.0	2
舞蹈	慢速	中	3.0	10
	中速	中	4.5	6
	快速	中	5.5	4
游泳	踩水，中等用力，一般	中	4.0	7
	爬泳（慢），自由泳，仰泳	高	8.0	3
	蛙泳，一般速度	极高	10.0	2
	爬泳（快），蝶泳	极高	11.0	2
其他 活动	瑜伽	中	4.0	7
	单杠	中	5.0	5
	俯卧撑	中	4.5	6
	太极拳	中	3.5	8
	健身操（轻或中等强度）	中	5.0	6
	轮滑旱冰	高	7.0	3

*1MET相当于每公斤体重每小时消耗能量1千卡。应用举例：一个体重为60公斤的人慢速行走10分钟后，其能量消耗量为 2.5×60（公斤）×10（分钟）÷60分钟=25千卡。一个体重为60公斤的人蛙泳2分钟，相当于运动了1千步。

身体活动强度 <3为低强度；3~6为中强度；7~9为高强度；10~11为极高强度。

附录四 中国成人 BMI 与健康体重对应重表

身高（米）	轻体重 BMI<18.5	健康体重 18.5≤BMI<24.0						超重 24.0≤BMI<28.0					肥胖 BMI≥28.0						
									体重（千克）										
1.40	33.3	35.3	37.2	39.2	41.2	43.1	45.1	47.0	49.0	51.0	52.9	54.9	56.8	58.8	60.8	62.7	64.7	66.6	68.6
1.42	34.3	36.3	38.3	40.3	42.3	44.4	46.4	48.4	50.4	52.4	54.4	56.5	58.5	60.5	62.5	64.5	66.5	68.6	70.6
1.44	35.3	37.3	39.4	41.5	43.5	45.6	47.7	49.8	51.8	53.9	56.0	58.1	60.1	62.2	64.3	66.4	68.4	70.5	72.6
1.46	36.2	38.4	40.5	42.6	44.8	46.9	49.0	51.2	53.3	55.4	57.6	59.7	61.8	63.9	66.1	68.2	70.3	72.5	74.6
1.48	37.2	39.4	41.6	43.8	46.0	48.2	50.4	52.6	54.8	57.0	59.1	61.3	63.5	65.7	67.9	70.1	72.3	74.5	76.7
1.50	38.3	40.5	42.8	45.0	47.3	49.5	51.8	54.0	56.3	58.5	60.8	63.0	65.3	67.5	69.8	72.0	74.3	76.5	78.8
1.52	39.3	41.6	43.9	46.2	48.5	50.8	53.1	55.4	57.8	60.1	62.4	64.7	67.0	69.3	71.6	73.9	76.2	78.6	80.9
1.54	40.3	42.7	45.1	47.4	49.8	52.2	54.5	56.9	59.3	61.7	64.0	66.4	68.8	71.1	73.5	75.9	78.3	80.6	83.0
1.56	41.4	43.8	46.2	48.7	51.1	53.5	56.0	58.4	60.8	63.3	65.7	68.1	70.6	73.0	75.4	77.9	80.3	82.7	85.2

续表

体重（千克）

身高（米）	轻体重 BMI<18.5		健康体重 18.5≤BMI<24.0					超重 24.0≤BMI<28.0							肥胖 BMI≥28.0				
1.58	42.4	44.9	47.4	49.9	52.4	54.9	57.4	59.9	62.4	64.9	67.4	69.9	72.4	74.9	77.4	79.9	82.4	84.9	87.4
1.60	43.5	46.1	48.6	51.2	53.8	56.3	58.9	61.4	64.0	66.6	69.1	71.7	74.2	76.8	79.4	81.9	84.5	87.0	89.6
1.62	44.6	47.2	49.9	52.5	55.1	57.7	60.4	63.0	65.6	68.2	70.9	73.5	76.1	78.7	81.4	84.0	86.6	89.2	91.9
1.64	45.7	48.4	51.1	53.8	56.5	59.2	61.9	64.6	67.2	69.9	72.6	75.3	78.0	80.7	83.4	86.1	88.8	91.4	94.1
1.66	46.8	49.6	52.4	55.1	57.9	60.6	63.4	66.1	68.9	71.6	74.4	77.2	79.9	82.7	85.4	88.2	90.9	93.7	98.8
1.68	48.0	50.8	53.6	56.4	59.3	62.1	64.9	67.7	70.6	73.4	76.2	79.0	81.8	84.7	87.5	90.3	93.1	96.0	98.8
1.70	49.1	52.0	54.9	57.8	60.7	63.6	66.5	69.4	72.3	75.1	78.0	80.9	83.8	86.7	89.6	92.5	95.4	98.3	101.2
1.72	50.3	53.3	56.2	59.2	62.1	65.1	68.0	71.0	74.0	76.9	79.9	82.8	85.8	88.8	91.7	94.7	97.6	100.6	103.5
1.74	51.5	54.5	57.5	60.6	63.6	66.6	69.6	72.7	75.7	78.7	81.7	84.8	87.8	90.8	96.0	96.9	99.9	102.9	106.0

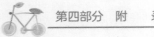

续表

身高（米）	轻体重 BMI<18.5		健康体重 18.5≤BMI<24.0					超重 24.0≤BMI<28.0				肥胖 BMI≥28.0							
1.76	52.7	55.8	58.9	62.0	65.0	68.1	71.2	74.3	77.4	80.5	83.6	86.7	89.8	92.9	96.0	99.1	102.2	105.3	108.4
1.78	53.9	57.0	60.2	63.4	66.5	69.7	72.9	76.0	79.2	82.4	85.5	88.7	91.9	95.1	98.2	101.4	104.6	107.7	110.9
1.80	55.1	58.3	61.6	64.8	68.0	71.3	74.5	77.8	81.0	84.2	87.5	90.7	94.0	97.2	100.4	103.7	106.9	110.2	113.4
1.82	56.3	59.6	62.9	66.2	69.6	72.9	76.2	79.5	82.8	86.1	89.4	92.7	96.1	99.4	102.7	106.0	109.3	112.6	115.9
1.84	57.6	60.9	64.3	67.7	71.1	74.5	77.9	81.3	84.6	88.0	91.4	94.8	98.2	101.6	105.0	108.3	111.7	115.1	118.5
1.86	58.8	62.3	65.7	69.2	72.7	76.1	79.6	83.0	86.5	89.9	93.4	96.9	100.3	103.8	107.2	110.7	114.2	117.6	121.1
1.88	60.1	63.6	67.2	70.7	74.2	77.8	81.3	84.8	88.4	91.9	95.4	99.0	102.5	106.0	109.6	113.1	116.6	120.2	123.7
1.90	61.4	65.0	68.6	72.2	75.8	79.4	83.0	86.6	90.3	93.9	97.5	101.1	104.7	108.3	111.9	115.5	119.1	122.7	126.4
BMI (kg/m²)	17.0	18.0	19.0	20.0	21.0	22.0	23.0	24.0	25.0	26.0	27.0	28.0	29.0	30.3	31.0	32.0	33.0	34.0	35.0

注：引自《中国成年人超重和肥胖症预防控制指南》